Atsushi式

レンチン!
MISO
スープ

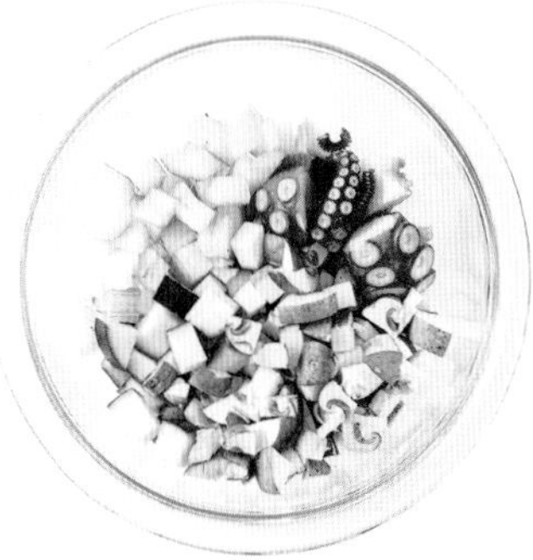

Atsushi

マガジンハウス

はじめに

〝味噌〟を味方につけて心と体を整えよう。

この本を手に取っていただいた皆さま、本当にありがとうございます！早いもので、まさかの11冊目の著書をお届けできることになり、うれしく思います。

高たんぱく、低糖質、食物繊維が豊富で**ダイエット効果の高い**Atsushiスープのコンセプトにプラスして、今回はさらに免疫力アップに着目したレシピを1冊にまとめました。

注目したのは日本のスーパーフード、**発酵食品で栄養価のとても高い味噌**。すべてのスープに味噌を使っていますが、いわゆる味噌汁ではなく、本書では「**MISOスープ**」と名付けました。和風だけでなく、洋風、エスニック、ポタージュとさまざまなテイストが魅力です。それぞれの食材や調味料が味

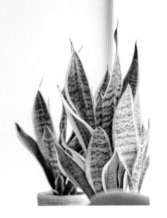

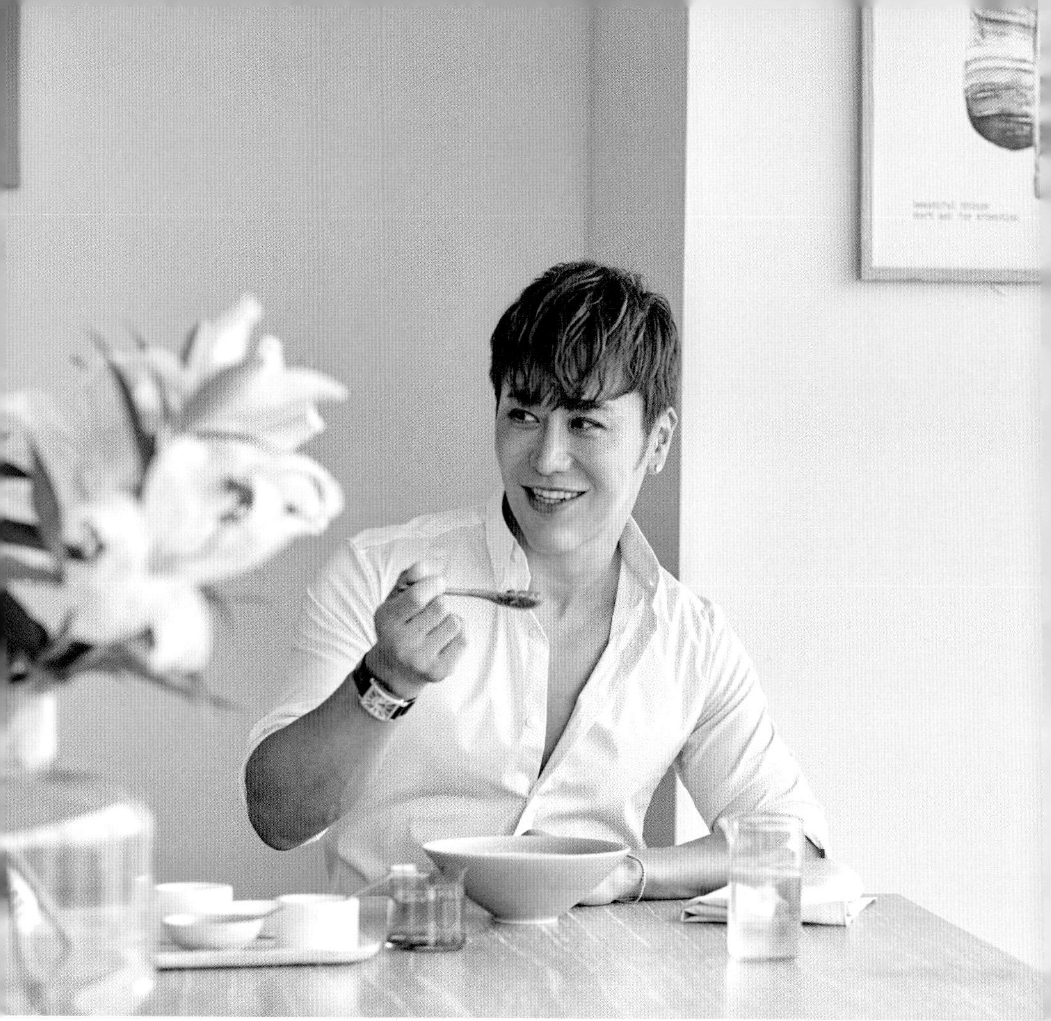

噌とお互いの良さを引き出し合い、旨味とコクのある新しいおいしさのスープが完成しました。

また味もさることながら、味噌には乳酸菌や食物繊維が豊富で、美腸に導いてくれるうれしい効果も！ 人間の体は、腸に多くの免疫細胞が存在するため、腸内環境を整えることが免疫力アップにつながり、さらに美容やダイエットにといいことずくめなのです。

人生の最高の贅沢は健康です。栄養バランスの取れた食事は、体を整え、肌を整え、そしてココロを整えます。**自分の体は自分で守る！** 忙しい日でも、レンジでチンするだけでかんたんなMISOスープを取り入れていただけるとうれしいです。

Atsushi

目次

part
2

毎日でも食べたい 洋風MISOスープ

part 3

ほっとするおいしさ！ 和風MISOスープ

part 4

旨味いっぱいで食欲そそる!! エスニックMISOスープ

part 5

まろやかに体をいたわる

MISOポタージュ

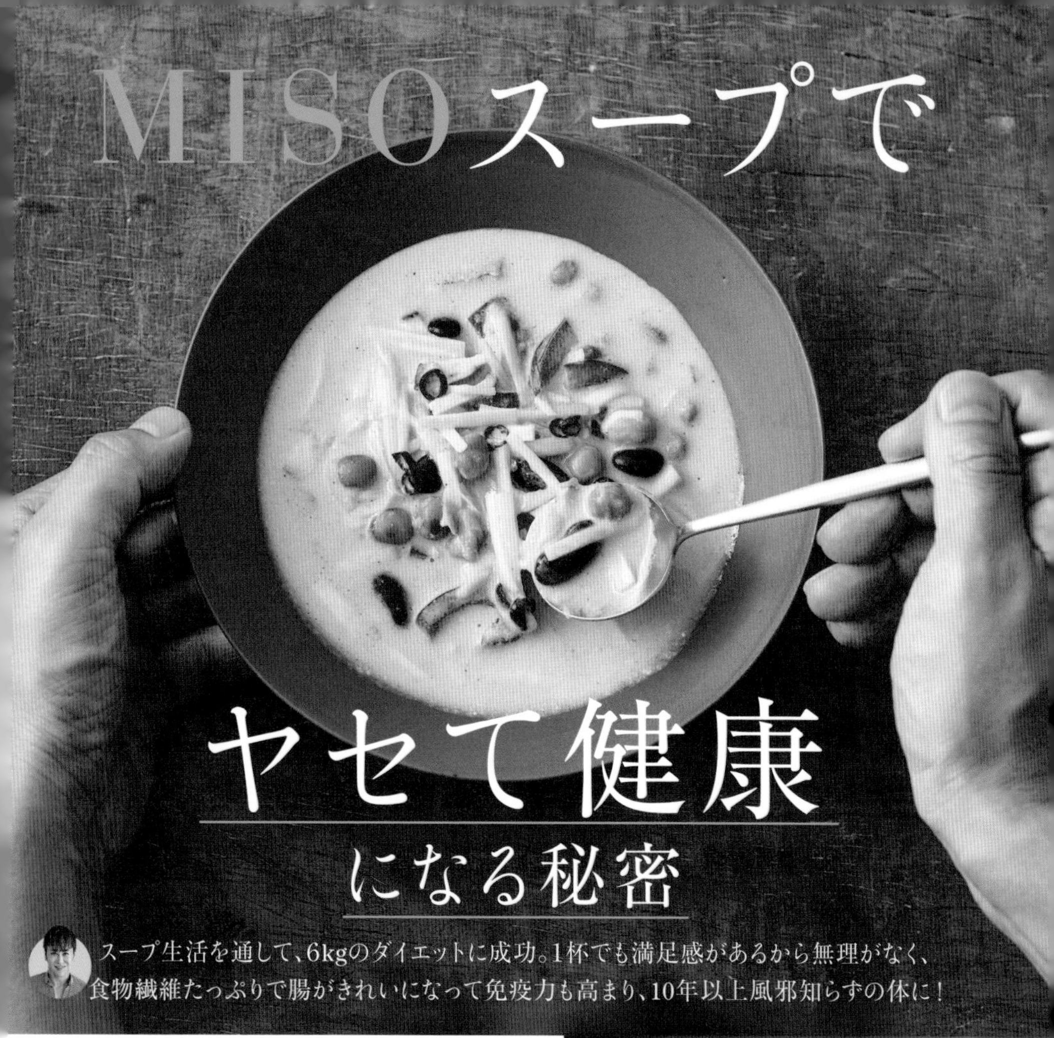

MISOスープで
ヤセて健康になる秘密

スープ生活を通して、6kgのダイエットに成功。1杯でも満足感があるから無理がなく、食物繊維たっぷりで腸がきれいになって免疫力も高まり、10年以上風邪知らずの体に！

1 「味噌」は最強のパワーフード

免疫細胞の約7割は腸内にあるといわれます。腸内環境を整えることが免疫力向上のポイント。発酵食品の味噌は、麹菌や酵母菌、乳酸菌が腸内の善玉菌を増やし、必須アミノ酸9種類すべてを含む良質なたんぱく質、ビタミン、ミネラル、食物繊維、大豆イソフラボンなどの抗酸化成分も豊富。生活習慣病予防、老化予防、美肌、ダイエット効果も期待できる、日本のスーパーフードなんです。

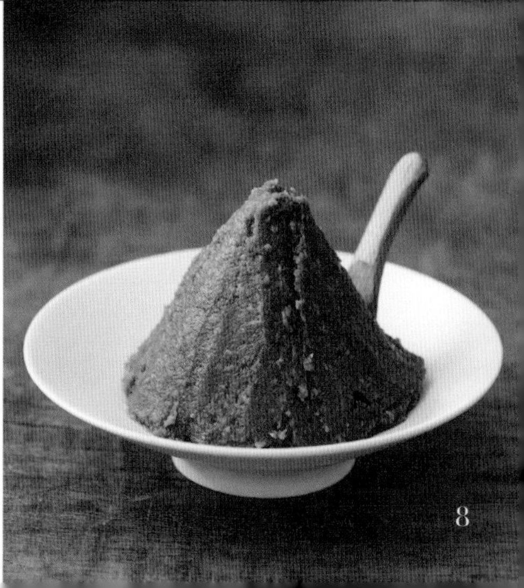

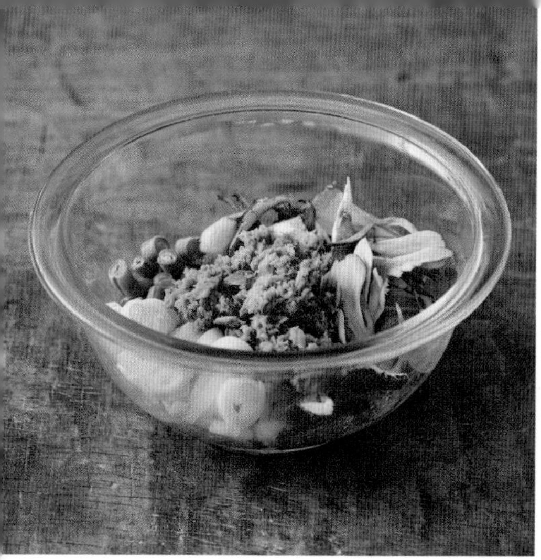

2 具だくさんでお腹いっぱい

味噌汁は、昔から「不老長寿の薬」ともいわれてきたヘルシーなレシピ。Atsushi式MISOスープは具だくさんで、1杯で満足できるボリュームです。たんぱく質＋野菜＋きのこをたっぷり組み合わせているので、免疫細胞の働きをよくするビタミンやミネラル、食物繊維などがバランスよくとれます。食感もよく、よく噛んで食べることで満腹中枢が刺激されるので、食べ過ぎ防止にも。

3 高たんぱく&低糖質でダイエット向き

たんぱく質は、筋肉や骨、皮膚や髪の素となる大切な栄養素。不足すると筋肉量が低下して基礎代謝が下がり、太りやすくなります。また、糖質をとりすぎると血糖値が急上昇し、インスリンが過剰に分泌されて、糖分が脂肪に変わりやすくなります。MISOスープは高たんぱく・低糖質な食材が中心。ツナやさば缶、市販の焼き鮭なども使っているので、不足しがちなたんぱく質が手軽にとれます。

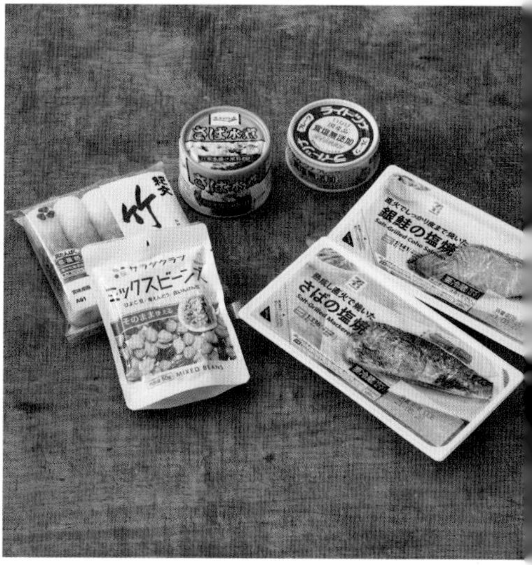

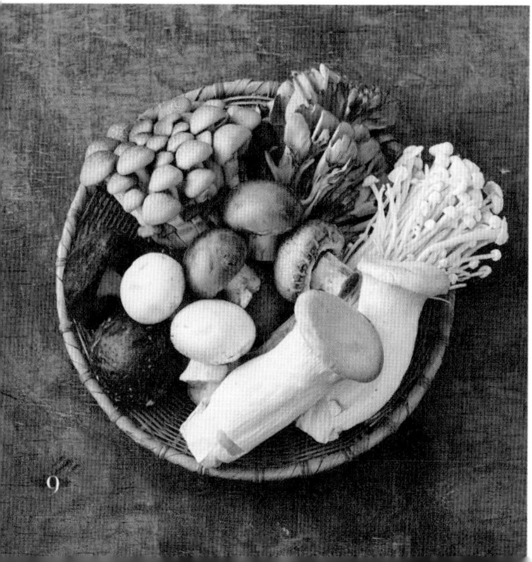

4 きのこで食物繊維たっぷり

第6の栄養素といわれる食物繊維は、腸内で善玉菌のえさとなり、腸内環境を整えて免疫細胞を活性化。また、血糖値の急激な上昇を抑え、やせやすい体を導きます。MISOスープでは、便秘を解消する不溶性食物繊維、コレステロールの吸収を抑制する水溶性食物繊維がともに豊富なきのこを必ず組み合わせています。腸内環境はストレスなどにも影響を受けるので、食物繊維は意識してとりましょう。

はたった5分！

式MISOスープは、この3ステップで完成。
でも、かんたん・時短で、失敗なしで作れます。

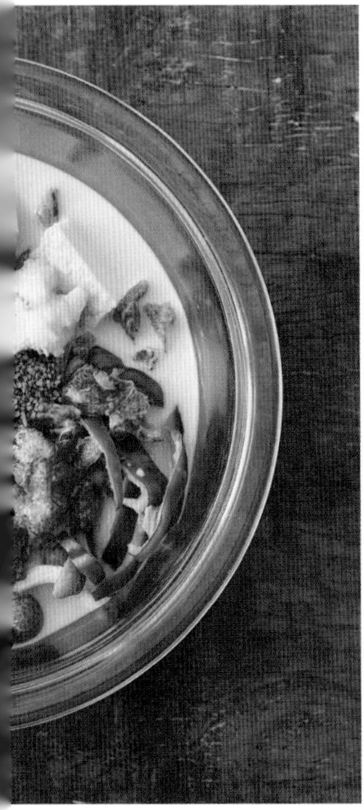

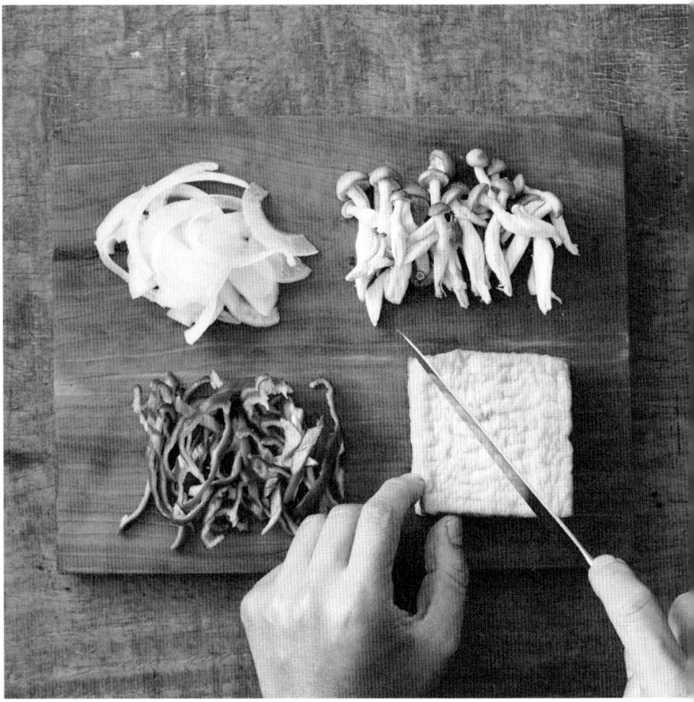

1 切る

はじめに食材を切ります。野菜は短時間で用意できるよう、薄切りやざく切り、角切りで。もちろん、みじん切りなど食べやすい大きさでもＯＫ。たんぱく源の焼き鮭や焼きさばなどは手でほぐしています。具材は、なるべく大きさを揃えると、電子レンジでの加熱ムラや味ムラが少なく、スプーンですくうと、一度にいろいろな食感が楽しめます。

レンチン

耐熱容器に、切った具材↓液体↓調味料の順に入れます。ざっくりと混ぜ合わせ、ふんわりとラップをかけたら、電子レンジへ。この本ではほぼすべて、６００Ｗの電子レンジで４分加熱してで

時短&
かんたん

\Atsushi式/

MISOスープなら準備

材料を切る→レンチン→味噌を溶く。Atsushi
時間のない朝も、遅く帰った夜も、料理が苦手

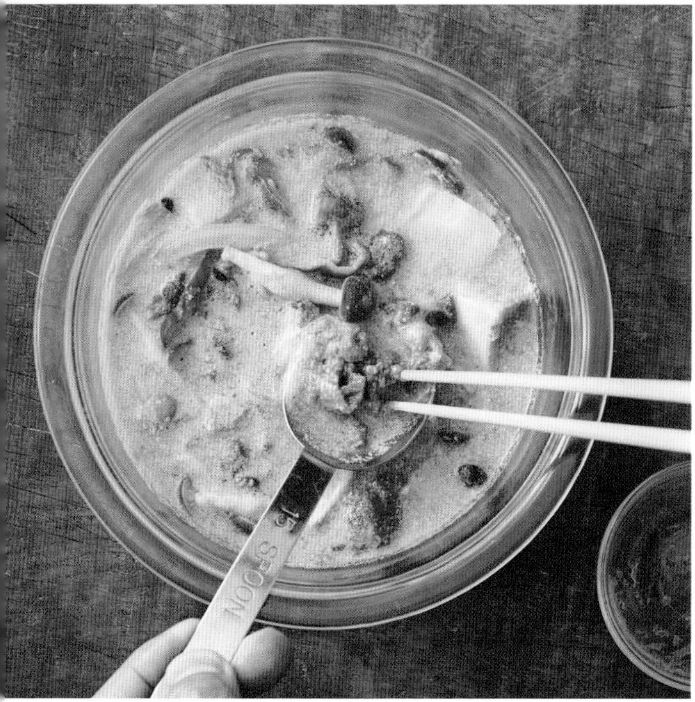

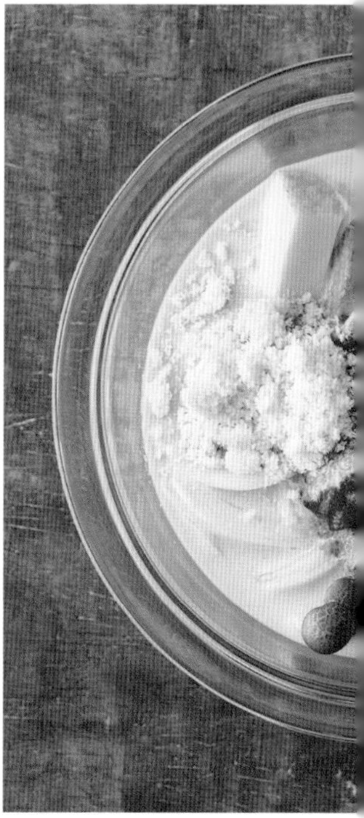

2

き上がるレシピ（1人分）にしています。レンチンには直径約15㎝程度、容量500㎖の耐熱ボウルを使っています。加熱直後は熱いので注意。

3 味噌を溶く

レンチンした後、ラップをはずして味噌を溶き入れます。味噌は長時間加熱すると、香りや旨味だけでなく、味噌に含まれる酵素などの働きも失われるので、食べる直前に後入れしましょう。MISOスープで使う味噌は、1人分で「小さじ2」が基本。大さじで2/3を量って溶き入れれば、味噌の計量も一度で終わり、そのまま大さじを使って味噌を溶かすことができます。

発酵食品を合わせて旨味も栄養もアップ

味噌をはじめ、塩麹や酒粕、納豆、チーズ、キムチなどの発酵食品は、旨味や栄養の宝庫。味噌と他の発酵食品を組み合わせたMISOスープなら、味噌や塩麹の麹菌や酵母菌、チーズやキムチの乳酸菌など、健康を導く菌が同時にとれ、それぞれの旨味が重なってぐっとおいしくなります。塩分も含まれているので、あえて塩を使わなくても十分おいしい！

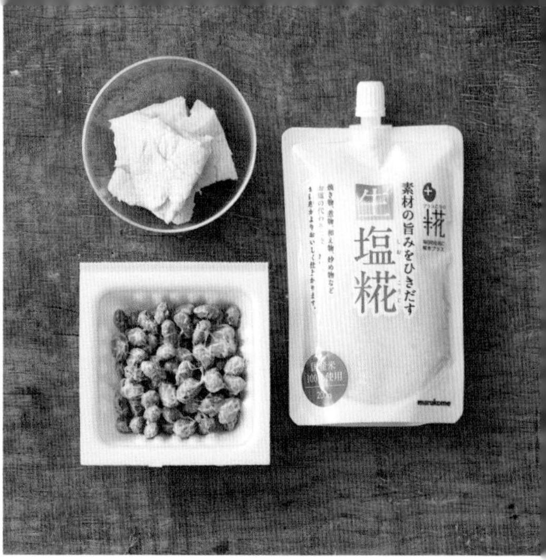

MISOスープを楽しむコツ

和風だけでなく、洋風もエスニックも、ポタージュもあるMISOスープ。だしを取る必要はなく、使う食材も調味料も自由。そんなMISOスープをよりおいしく、ヘルシーに楽しむコツをご紹介します。

和洋エスニックでだしの素を使い分け

洋風にはコンソメ、和風にはかつおだし、エスニックには鶏がらスープの素を使っています。コンソメやかつおだしにはイノシン酸、鶏がらスープの素にはグルタミン酸、イノシン酸、グアニル酸と、三大旨味成分が豊富。食材や調味料にも旨味の多いものを使っているので、レンチンでもコクが出て、おいしいMISOスープに。

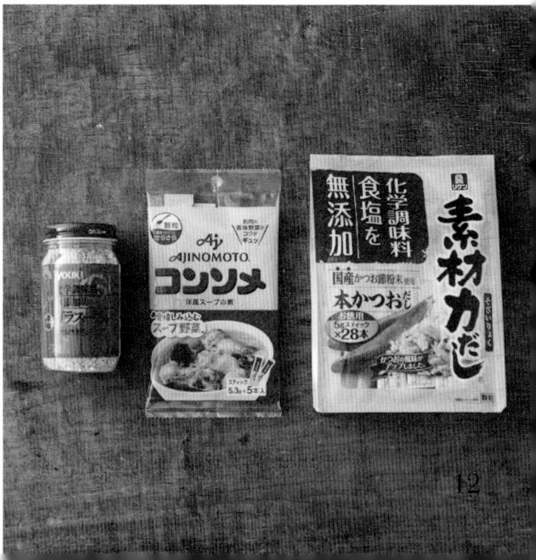

味噌の種類を変えてみる

大豆、塩、麹から造られる味噌は、使う麹の原料によって、米味噌、麦味噌、豆味噌、これらを合わせた調合味噌があります。また、辛口や甘口などの味の違い、白、淡色系、赤系など、できあがりの色の違いによっても分けられます。時には味噌を変えてみると、同じ材料でも新鮮な味わいに。本書のMISOスープでは、無添加の米味噌を使っています。

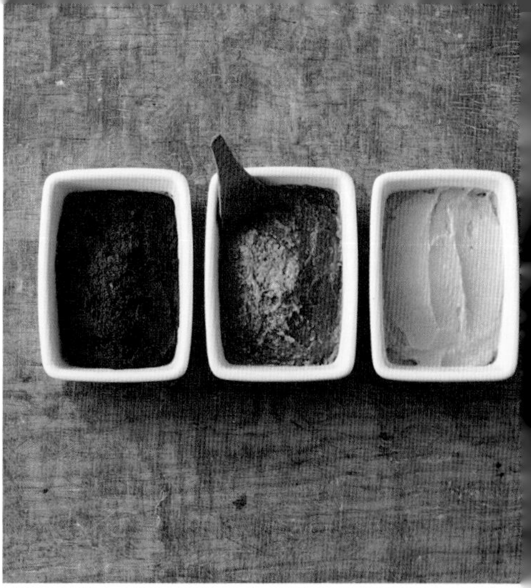

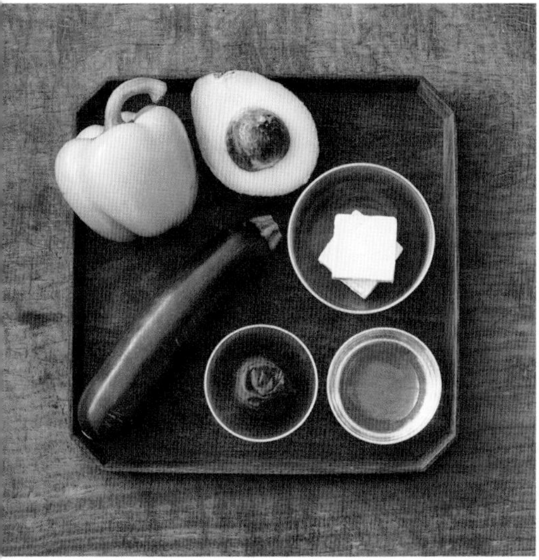

意外な組み合わせが新しいおいしさ

たとえば、パプリカやズッキーニ、アボカドやクリームチーズなど、MISOスープでは、ちょっと意外に思える食材も使っています。クミンシードやチリパウダー、ココナッツミルクやココナッツオイルなど、エスニック料理でおなじみの食材とも相性がいいんです。味噌の深い旨味はどんな食材も受け止めてくれるので、ためらわずに使ってみてください。

ナッツなどトッピングで美容&健康効果アップ!

食感のアクセントにもなるナッツ類は、ビタミンEが活性酸素の働きを抑え、体のサビを予防。不足しがちなミネラル、ポリフェノールなど、美容や健康に効く成分が豊富です。さらに不飽和脂肪酸が中性脂肪や悪玉コレステロールを減らす働きも! ナッツ類は無塩・素焼きのものを。また、アンチエイジング効果の高いスーパーフードのクコの実もおすすめ。

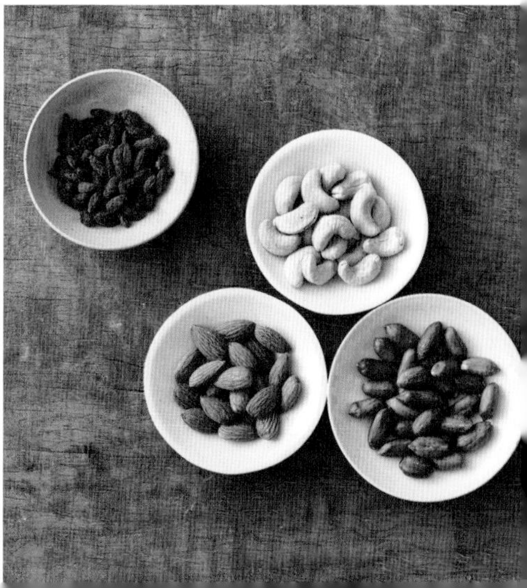

本書の使い方

① 好きなテイストを選ぶ

まずは、和・洋・エスニック・ポタージュの中から、気になるスープを試してみてください。本書のほぼ全レシピで味噌を使っていますが、その味わいのバリエーションはさまざま！ 毎日でも飽きずにおいしく食べられます。

② 夕食をMISOスープに置き換え！

初めて作るなら、夕食をMISOスープ1品に置き換えると、ダイエットや美容効果を実感できるはず！ 具だくさんだからお腹も満たされ、野菜やたんぱく質もしっかりとれて味噌の美容・健康効果も期待できます。忙しい夜でもレンチンで手軽なのもうれしいところ。さらに美容・ダイエット効果を出したい人は、朝はフルーツ、昼&夜をMISOスープに置き換えるとよいでしょう。

1品あたりの糖質量とたんぱく質量です
(日本食品標準成分表2020年版 八訂を元に計算)

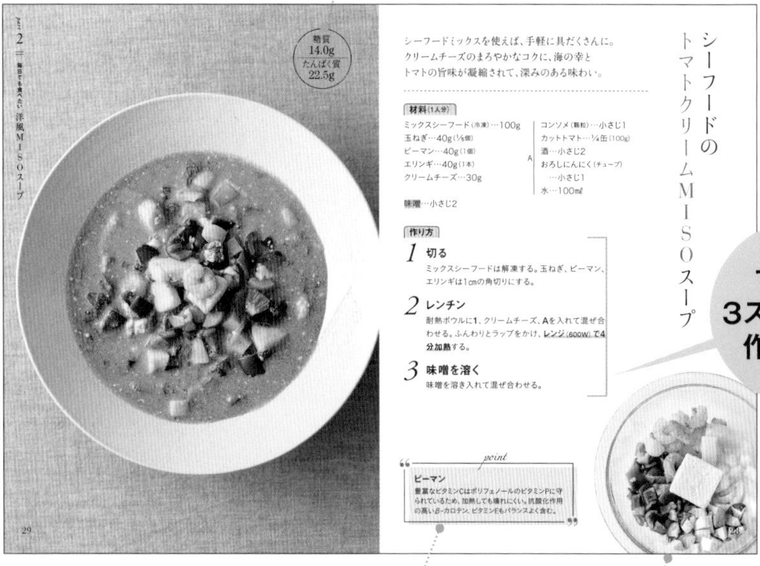

part 2 毎日でも食べたい 洋風MISOスープ

糖質 14.0g
たんぱく質 22.5g

シーフードのトマトクリームMISOスープ

シーフードミックスを使えば、手軽に具だくさんに。
クリームチーズのまろやかなコクに、海の幸と
トマトの旨味が凝縮されて、深みのある味わい。

材料(1人分)

ミックスシーフード(冷凍)…100g
玉ねぎ…40g(1/5個)
ピーマン…40g(1個)
エリンギ…40g(1本)
クリームチーズ…30g

A
コンソメ(顆粒)…小さじ1
カットトマト…1/4缶(100g)
酒…小さじ2
おろしにんにく(チューブ)…小さじ1
水…100mℓ

味噌…小さじ2

作り方

1 切る
ミックスシーフードは解凍する。玉ねぎ、ピーマン、エリンギは1cmの角切りにする。

2 レンチン
耐熱ボウルに**1**、クリームチーズ、**A**を入れて混ぜ合わせる。ふんわりとラップをかけ、**レンジ(600W)で4分加熱**する。

3 味噌を溶く
味噌を溶き入れて混ぜ合わせる。

point
ピーマン
豊富なビタミンCはポリフェノールのビタミンPに守られているため、加熱しても壊れにくい。抗酸化作用の高いβ-カロテン、ビタミンEもバランスよく含む。

29　28

すべて3ステップで作れます

美容・健康効果が期待できる食材を、野菜ソムリエの観点でピックアップして解説しています

レシピで使用する食材
(調味料を入れる前の状態)

●大さじ1=15mℓ、小さじ1=5mℓ。 ●個数や重量は目安です。スープの水分が足りなければ水を適量足してください。 ●野菜は特に記載がない限り、皮付きのものを使っています。洗う、種や芽、ヘタ、ワタを取るなどの下ごしらえは省略しています。 ●オリーブオイルはエクストラバージン(EXV)オリーブオイル、酢は米酢、豆乳は無調整タイプ、トマトジュースは無塩、ナッツ類は無塩・素焼きを使っています。 ●電子レンジは600Wを使用しています。メーカーや機種により異なるので、様子を見ながら加熱時間を加減してください。 ●ミキサーを使用する際、耐熱ではない場合は粗熱を取ってから撹拌すること。

part

1

からだのお悩み別

MISOスープ1週間

まずMISOスープの魅力を実感していただくため、
美容やダイエット、健康効果を狙った曜日ごとのメニューをご提案！
疲労、冷え、むくみなど、気になる症状をサポートする食材を、
味噌と組み合わせました。高たんぱく・低糖質な食材を
使っているので、ダイエット中にもおすすめです。
なんとなく感じるプチ不調にも寄り添ってくれるレシピです。

いかアスパラトマトのMISOマスタードスープ

日
sun

材料（1人分）

いか（ボイル）…70g
アスパラガス…40g（2本）
ミニトマト…5個
エリンギ…40g（1本）
アーモンド…10粒

A
コンソメ（顆粒）…小さじ1
粒マスタード…大さじ1
おろしにんにく（チューブ）…小さじ1
酒…小さじ2
水…200mℓ

味噌…小さじ2

作り方

1 切る

いかは輪切りにする。アスパラガスは5cm長さの斜め切りにする。ミニトマトは縦半分に切る。エリンギは細切りにする。アーモンドは粗く刻む。

2 レンチン

耐熱ボウルに**1**と**A**を入れて混ぜ合わせる。ふんわりとラップをかけ、**レンジ（600W）で4分加熱**する。

3 味噌を溶く

味噌を溶き入れて混ぜ合わせる。

スタミナ

新しい1週間に備えてスタミナを強化。いかのタウリン、アスパラガスのアスパラギン酸で、疲れに負けない体に。

point

いか

疲労回復によいとされるタウリンが豊富。高たんぱく・低脂質で、抗酸化作用のあるビタミンE、亜鉛などのミネラルもバランスよく含む。

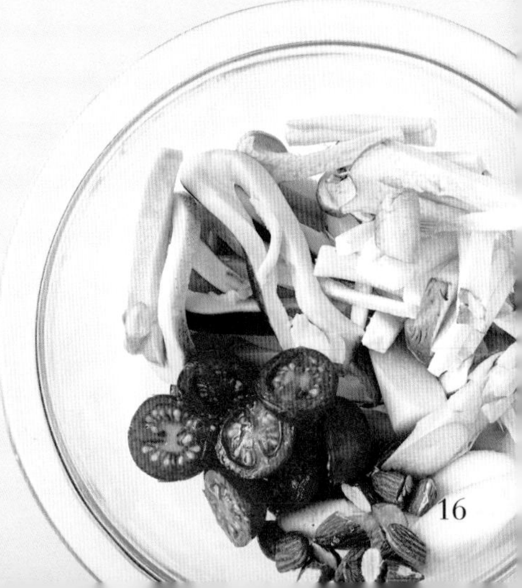

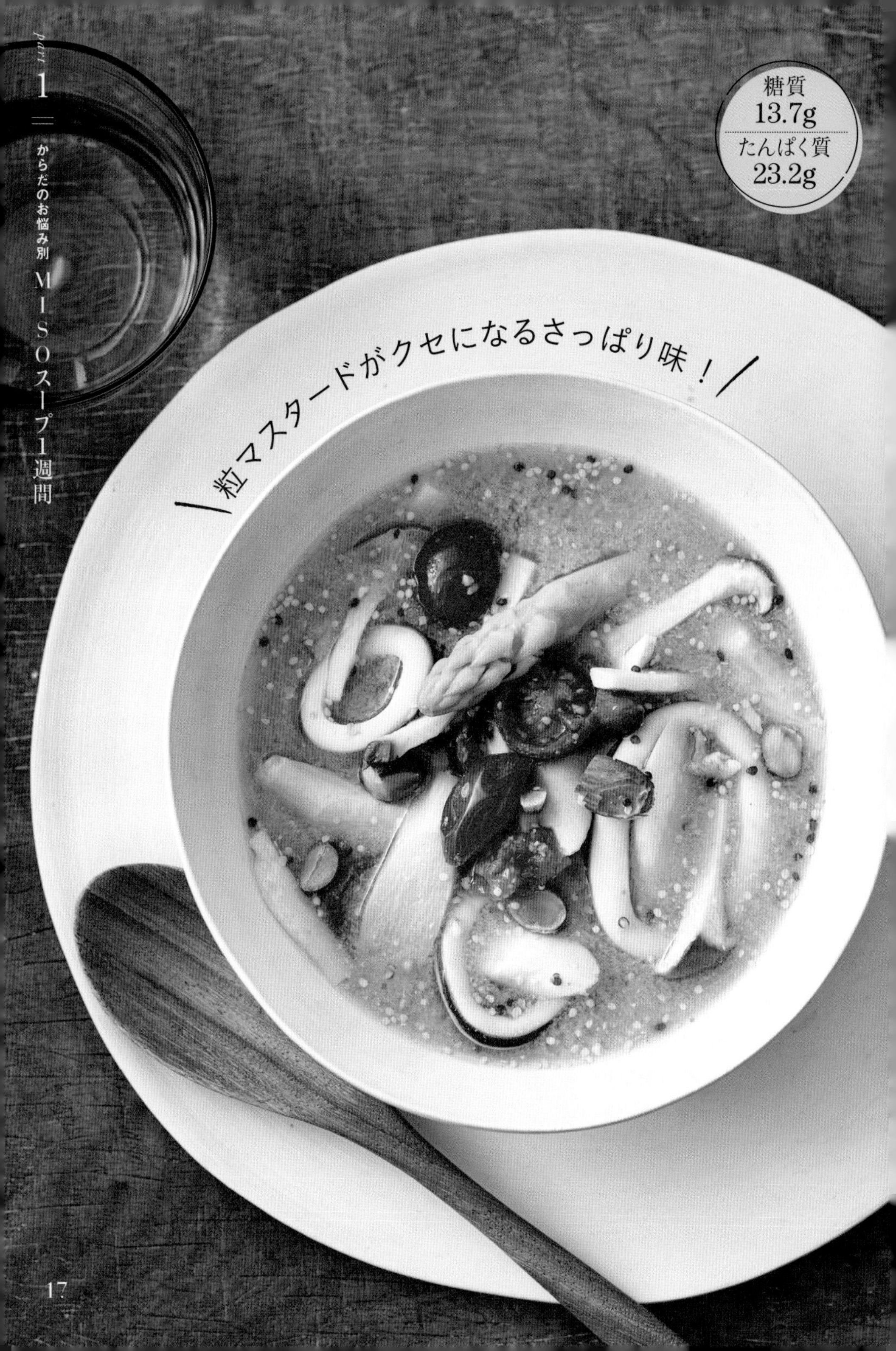

糖質
13.7g
たんぱく質
23.2g

＼粒マスタードがクセになるさっぱり味！／

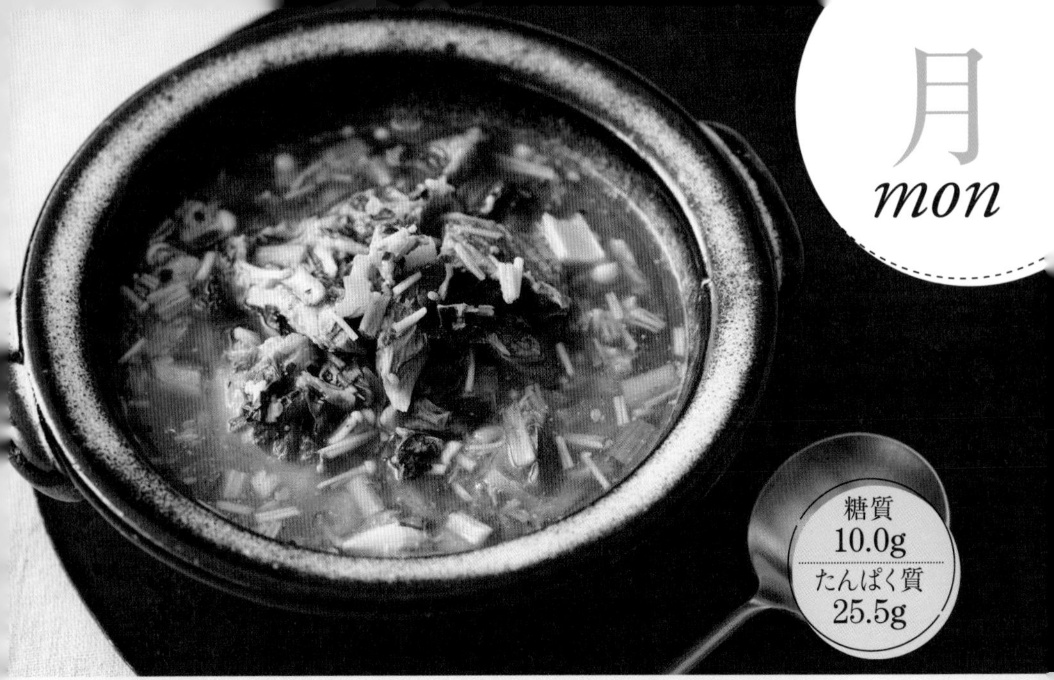

月
mon

糖質
10.0g
たんぱく質
25.5g

さば缶でMISOキムチスープ

作り方

1 切る

小松菜は1cm幅に、えのきだけは1cm長さに切る。

2 レンチン

耐熱ボウルにさば（汁ごと）、キムチ、**1**、**A**を入れて混ぜ合わせる。ふんわりとラップをかけ、**レンジ（600W）で4分加熱**する。

3 味噌を溶く

味噌を溶き入れて混ぜ合わせる。

材料（1人分）

さば水煮（缶）…100g
キムチ…50g
小松菜…30g（1/10束）
えのきだけ…40g（1/2パック）

A
- 鶏がらスープの素…小さじ1
- 酒…小さじ2
- 酢…小さじ2
- おろしにんにく（チューブ）…小さじ1
- おろししょうが（チューブ）…小さじ1
- 水…200mℓ

味噌…小さじ1 1/2

温活

温かいMISOスープでほっとすると副交感神経が優位になり、血行を促進。キムチの唐辛子も体を温めます。

point

キムチ

発酵食品のキムチに含まれる乳酸菌はヨーグルト以上。食物繊維とともに腸内環境を整え、豊富なビタミンB群は代謝を促進。

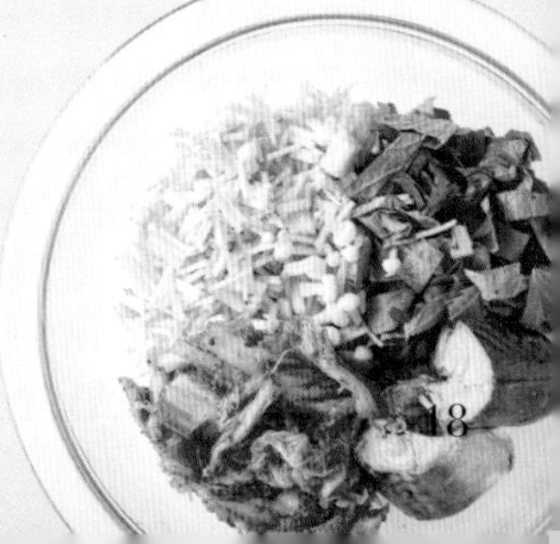

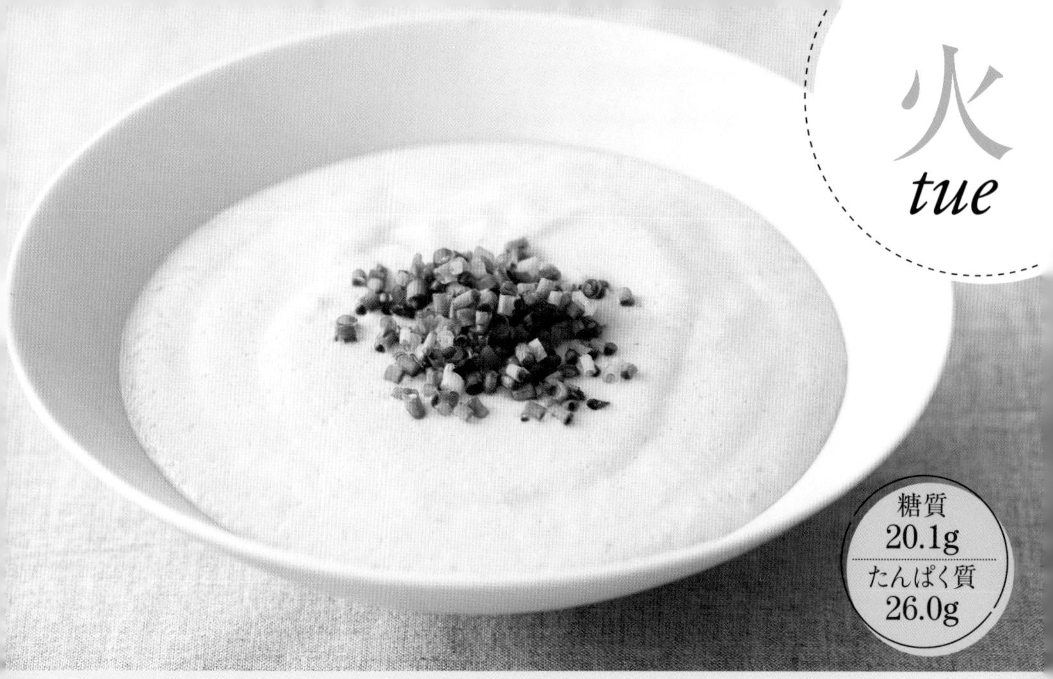

火
tue

糖質
20.1g
たんぱく質
26.0g

アボカドと豆腐のMISOポタージュ

作り方

1 切る

アボカド、豆腐、玉ねぎ、エリンギは適当な大きさに切る。

2 レンチン

耐熱ボウルに**1**とピーナッツ、クリームチーズ、**A**を入れて混ぜ合わせる。ふんわりとラップをかけ、**レンジ（600W）で4分加熱**する。

3 味噌を溶く

2をミキサーに移し、味噌を加え、なめらかになるまで撹拌する。器に注ぎ、刻んだ小ねぎをのせる。

point

アボカド

抗酸化作用の高いビタミンC・E、β-カロテンも豊富。エイジングケア、美肌、風邪予防も期待できる、美容に欠かせない食材。

材料（1人分）

アボカド…80g（½個）
豆腐（絹ごし）…100g
玉ねぎ…40g（⅕個）
エリンギ…40g（1本）
ピーナッツ（皮付き）…15粒
クリームチーズ…30g

A
コンソメ（顆粒）…小さじ1
酒…小さじ2
おろしにんにく（チューブ）…小さじ1
豆乳…100mℓ
水…100mℓ

味噌…小さじ2
小ねぎ…適量

むくみ解消

疲れによるむくみは、アボカドなどカリウムの多い食材で解消。濃厚MISOポタージュの食感にハマる！

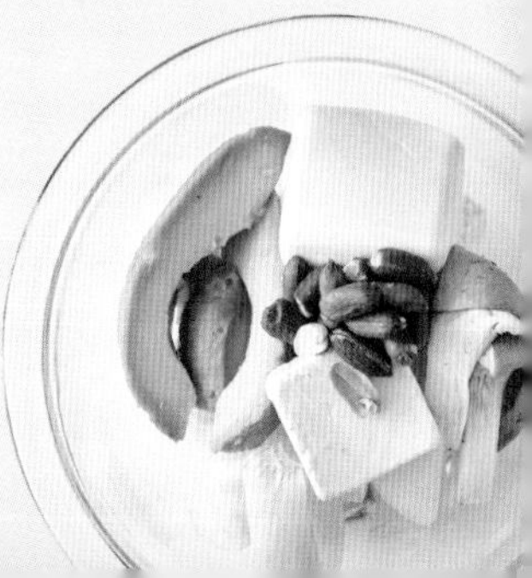

水
wed

納豆キムチで
発酵MISOスープ

材料（1人分）

納豆…1.5パック
キムチ…50g
水菜…30g
マッシュルーム（ブラウン）
…40g（4個）

A
鶏がらスープの素…小さじ1
酒…小さじ2
すりごま（白）…大さじ2
おろしにんにく（チューブ）…小さじ1
おろししょうが（チューブ）…小さじ1
水…200mℓ

味噌…小さじ1½
にら…適量
一味唐辛子…好みで

免疫力アップ

納豆、キムチ、味噌の発酵食品で腸内環境を整え、免疫力をアップ。ピリ辛味と水菜の食感で、納豆の風味もまろやかに。

作り方

1 切る

水菜は1㎝幅に切る。マッシュルームは薄切りにする。

2 レンチン

耐熱ボウルに納豆、キムチ、**1**、**A**を入れて混ぜ合わせる。ふんわりとラップをかけ、**レンジ（600W）で4分加熱**する。

3 味噌を溶く

味噌を溶き入れて混ぜ合わせる。器に注ぎ、みじん切りにしたにらを散らし、好みで一味唐辛子をふる。

point

納豆

良質なたんぱく質を含み、豊富な食物繊維が腸内環境をサポート。鉄、マグネシウム、カリウムなどの不足しがちなミネラルも多い。

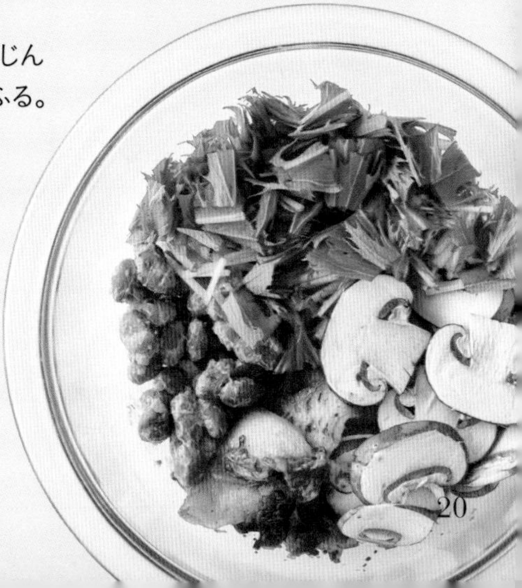

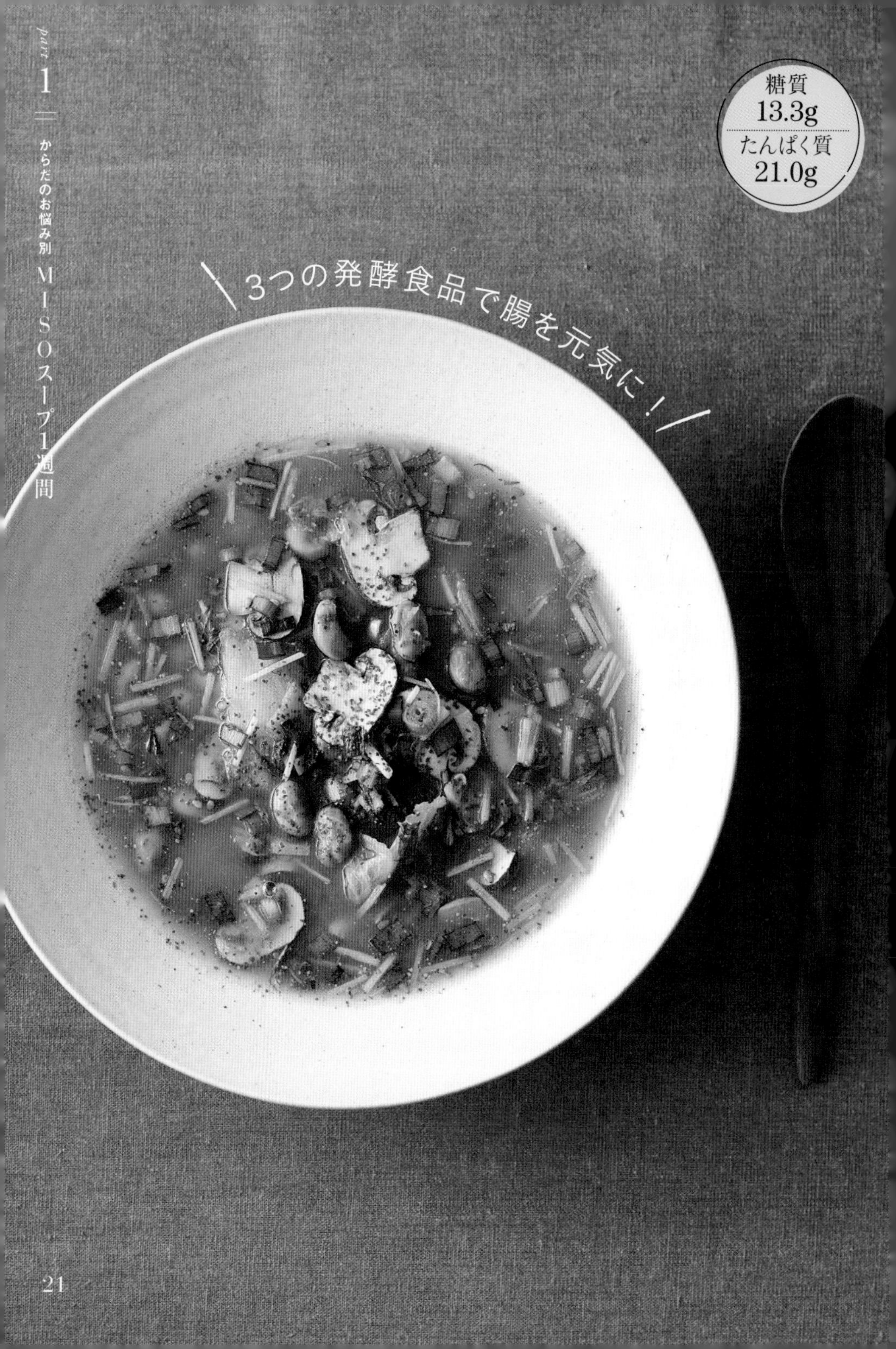

糖質 13.3g
たんぱく質 21.0g

＼3つの発酵食品で腸を元気に！／

木
thu

糖質
10.1g
たんぱく質
17.5g

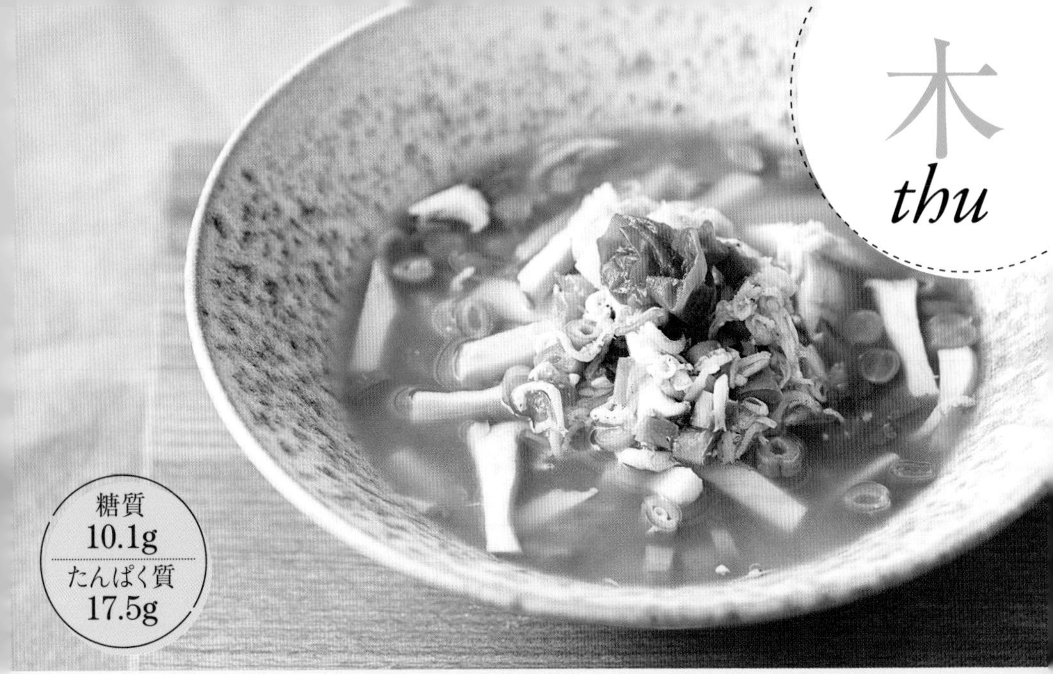

しらすとたけのこの梅MISOスープ

作り方

1 切る

たけのこは1cm幅の細切りにする。いんげんは1cm程度の小口切りにする。エリンギは1cm幅の細切りにする。梅干しは実をほぐす。

2 レンチン

耐熱ボウルにしらす干し、**1**、**A**を入れて混ぜ合わせる。ふんわりとラップをかけ、**レンジ(600W)で4分加熱**する。

3 味噌を溶く

味噌を溶き入れて混ぜ合わせる。器に注ぎ、好みで種を取った梅干しをのせる。

point

梅干し
ポリフェノールの一種である梅リグナンが豊富。高い抗酸化力でシミやしわ、がんの原因となる活性酸素の働きを抑える。

材料(1人分)

しらす干し…50g
たけのこ(水煮)…40g
いんげん…40g(5〜6本)
エリンギ…40g(1本)
梅干し…1個

A
かつおだし(顆粒)…小さじ1
酒…小さじ2
酢…小さじ2
おろしにんにく(チューブ)…小さじ1
おろししょうが(チューブ)…小さじ1
ごま油…小さじ½
水…200㎖

味噌…小さじ1½
梅干し…好みで

疲労回復

梅干しに豊富なクエン酸がたまった疲れを解消。清涼感のある程よい酸味が、体を優しくいたわります。

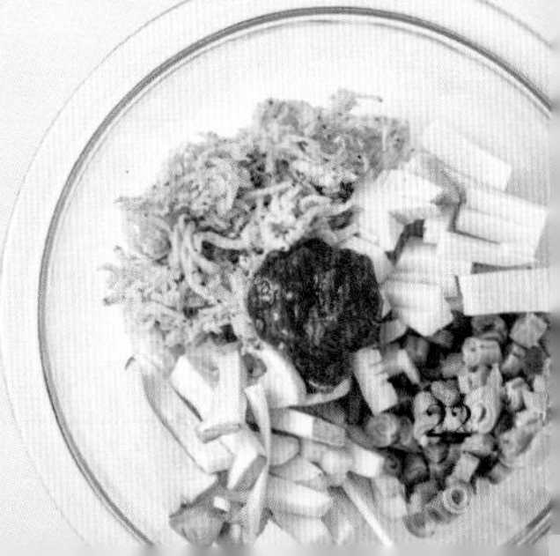

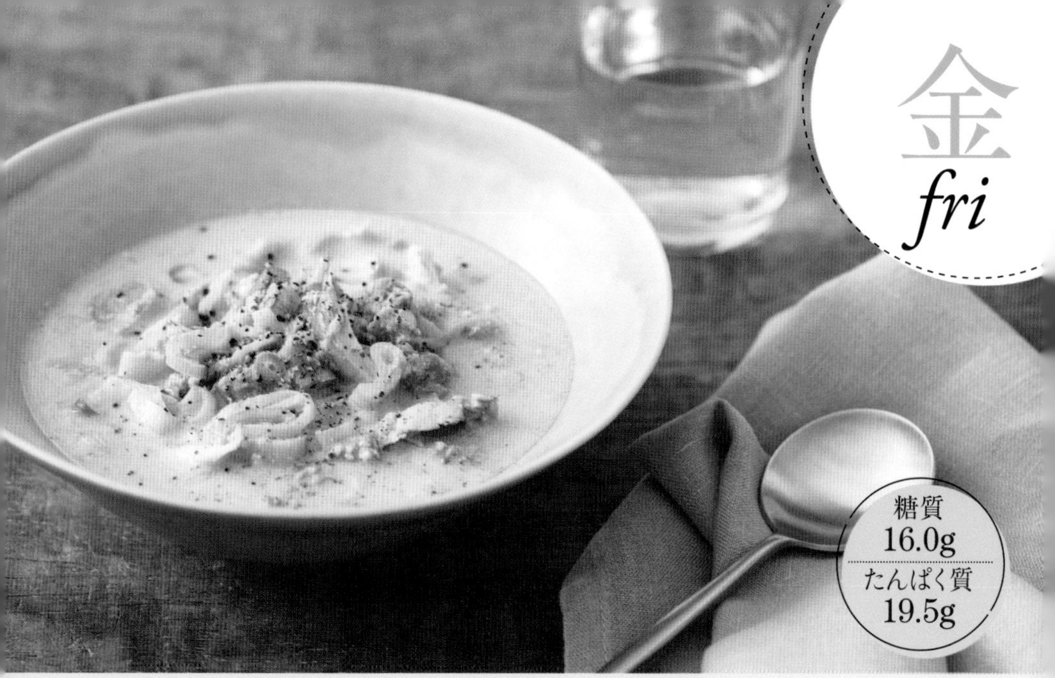

金
fri

糖質
16.0g
たんぱく質
19.5g

鮭フレークといんげんの豆乳マスタードMISOスープ

エイジングケア

豆乳ベースのまろやかで優しい味。鮭のアスタキサンチンが強い抗酸化力で老化を予防。

材料（1人分）

鮭フレーク…50g
いんげん…30g（4〜5本）
長ねぎ…40g（½本）
まいたけ…40g

A
コンソメ（顆粒）…小さじ1
マスタード…小さじ2
酒…小さじ2
おろしにんにく（チューブ）…小さじ1
豆乳…100mℓ
水…100mℓ

味噌…小さじ1
黒こしょう…少量

作り方

1 切る

いんげん、長ねぎは1cm幅の小口切りにする。まいたけは食べやすい大きさにさく。

2 レンチン

耐熱ボウルに鮭フレーク、**1**、**A**を入れて混ぜ合わせる。ふんわりとラップをかけ、**レンジ（600W）で4分加熱**する。

3 味噌を溶く

味噌を溶き入れて混ぜ合わせる。器に注ぎ、黒こしょうをふる。

point

鮭

中性脂肪を減らすDHA・EPAが豊富。皮には美肌効果のあるコラーゲンやビタミンB_2も多いので、皮ごと食べたい。

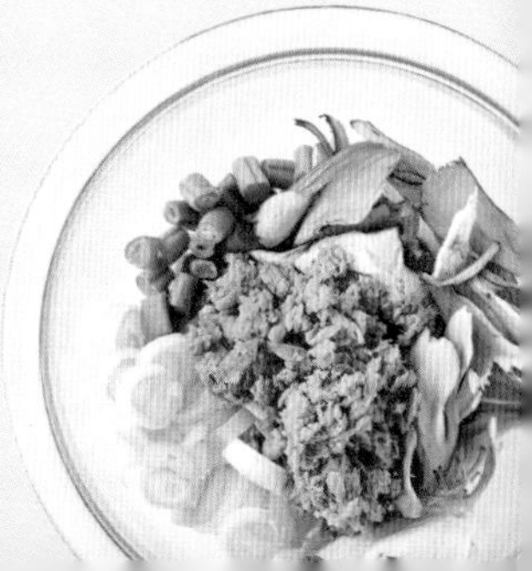

土
sat

ちくわときのこのMISOチーズポタージュ

材料（1人分）

ちくわ…60g（2本）
ごぼう…40g（1/4本）
マッシュルーム（ブラウン）
…40g（4個）
まいたけ…40g
クリームチーズ…40g

A
コンソメ（顆粒）…小さじ1
酒…小さじ2
おろしにんにく（チューブ）
…小さじ1
豆乳…100mℓ
水…100mℓ

味噌…小さじ2
ピーナッツ（皮付き）…好みで

ダイエット

ごぼうやきのこ類は、豊富な食物繊維が血糖値の急上昇を抑える、ダイエットのマスト食材。濃厚ポタージュは満腹度も大。

作り方

1 切る

ごぼう、マッシュルーム、まいたけは適当な大きさに切る。

2 レンチン

耐熱ボウルに**1**、ちくわ、クリームチーズ、**A**を入れて混ぜ合わせる。ふんわりとラップをかけ、**レンジ（600W）で4分加熱**する。

3 味噌を溶く

2をミキサーに移し、味噌を加え、なめらかになるまで攪拌する。器に注ぎ、好みで刻んだピーナッツを散らす。

point

ごぼう

水分を吸収して腸を刺激し、便秘を解消する不溶性食物繊維と、腸内環境を整え、コレステロールの吸収を抑制する水溶性食物繊維がどちらも豊富。

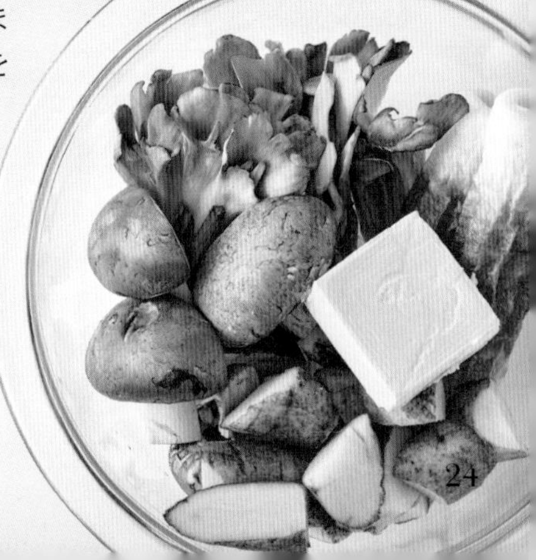

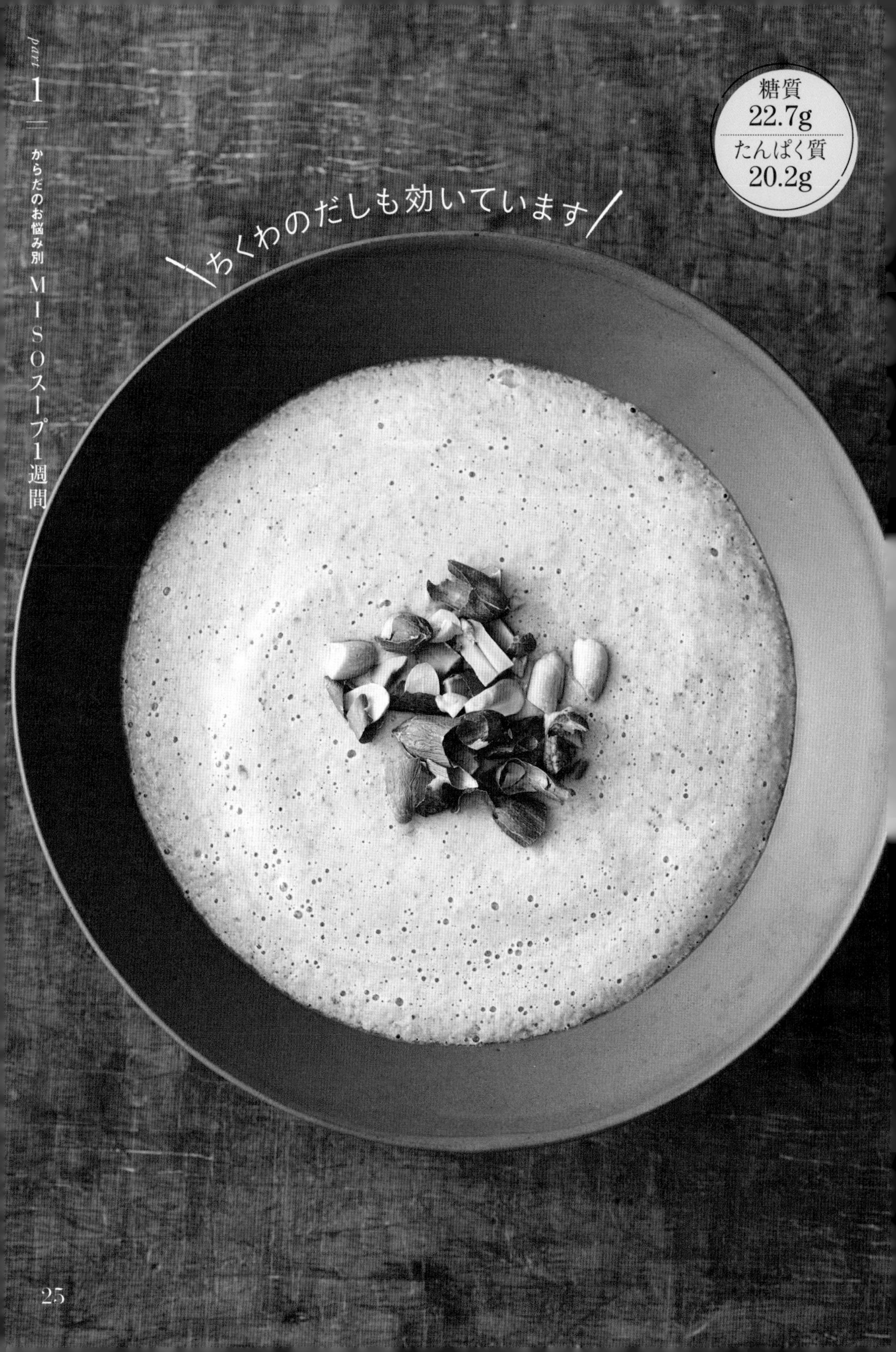
糖質
22.7g
たんぱく質
20.2g
ちくわのだしも効いています

part

2

毎日でも食べたい

洋風 MISOスープ

コンソメだしをベースに、トマトやセロリなど、
さわやかな旨味やだしが出る食材を使った洋風MISOスープ。
パプリカやズッキーニ、オリーブ、クミンなどのスパイスも
使ってみると、思った以上においしくなります。
クリームチーズや粉チーズで、濃厚な味やまろやかな風味を
楽しめるのも洋風ならでは。一皿で満足のおかずMISOスープです。

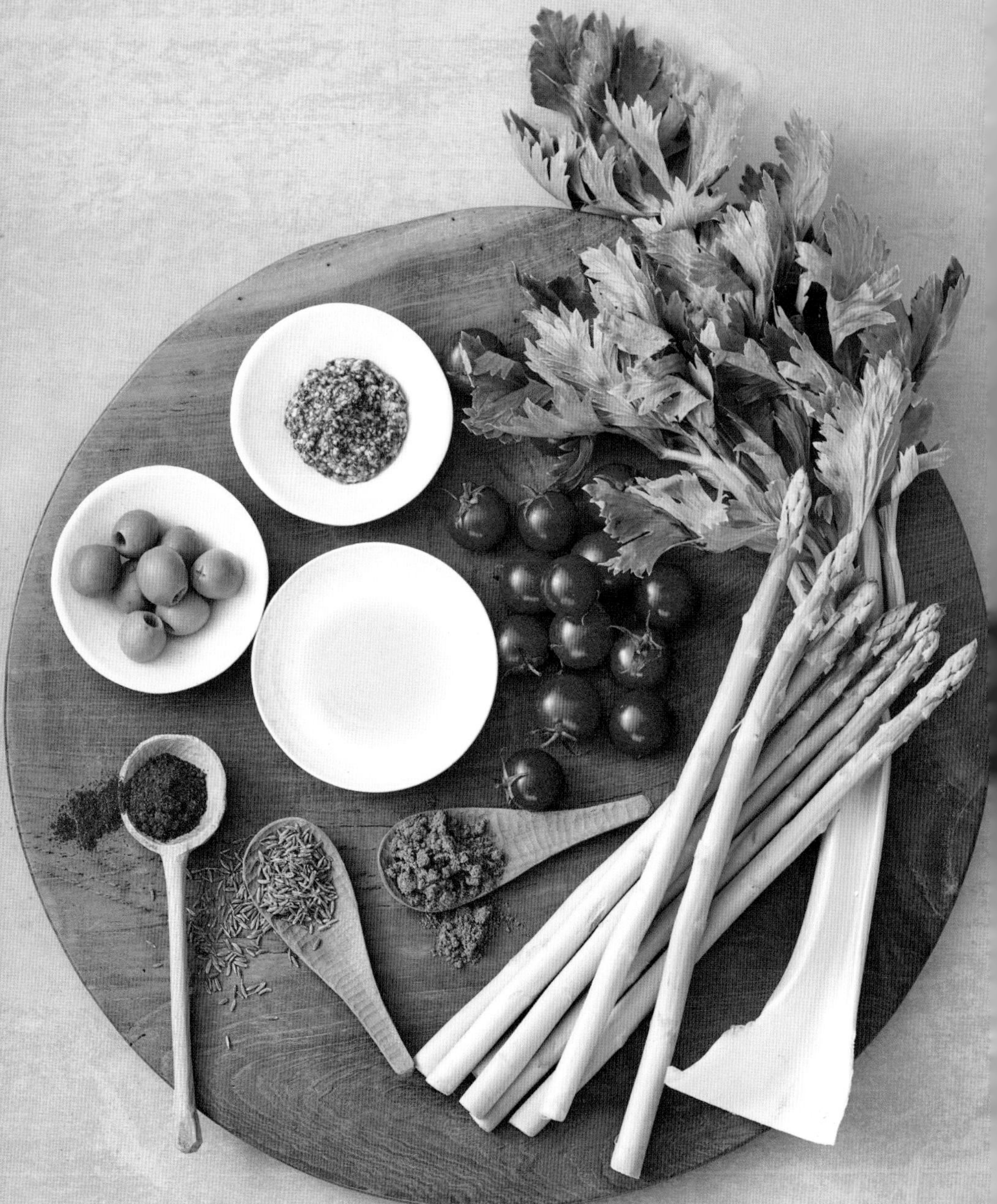

シーフードのトマトクリームMISOスープ

シーフードミックスを使えば、手軽に具だくさんに。
クリームチーズのまろやかなコクに、海の幸と
トマトの旨味が凝縮されて、深みのある味わい。

材料（1人分）

ミックスシーフード（冷凍）…100g
玉ねぎ…40g（1/5個）
ピーマン…40g（1個）
エリンギ…40g（1本）
クリームチーズ…30g

A
コンソメ（顆粒）…小さじ1
カットトマト…1/4缶（100g）
酒…小さじ2
おろしにんにく（チューブ）…小さじ1
水…100mℓ

味噌…小さじ2

作り方

1 切る

ミックスシーフードは解凍する。玉ねぎ、ピーマン、エリンギは1cmの角切りにする。

2 レンチン

耐熱ボウルに**1**、クリームチーズ、**A**を入れて混ぜ合わせる。ふんわりとラップをかけ、**レンジ（600W）で4分加熱**する。

3 味噌を溶く

味噌を溶き入れて混ぜ合わせる。

point

ピーマン
豊富なビタミンCはポリフェノールのビタミンPに守られているため、加熱しても壊れにくい。抗酸化作用の高いβ-カロテン、ビタミンEもバランスよく含む。

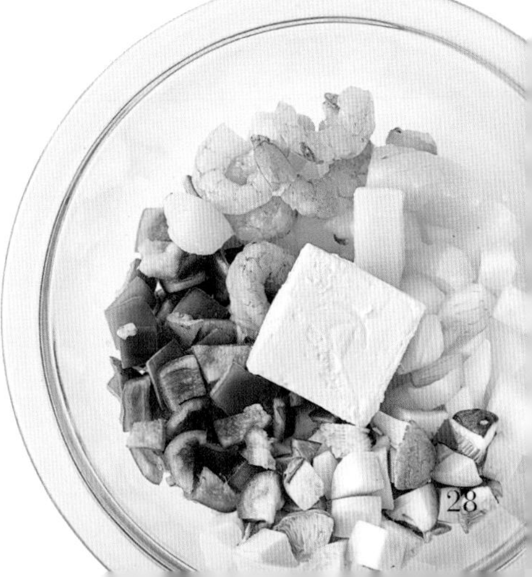

洋風MISOスープ

糖質
14.0g
たんぱく質
22.5g

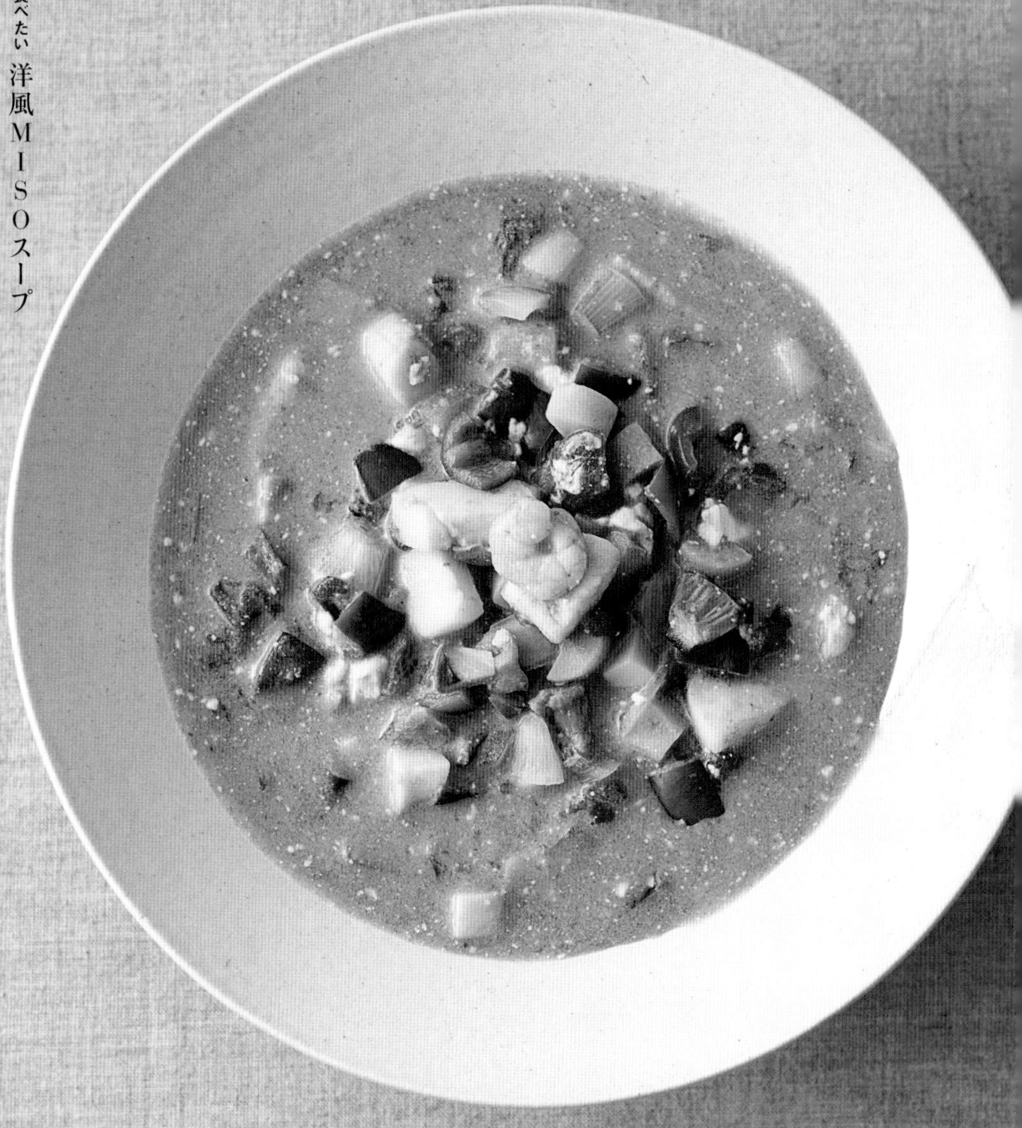

ヤングコーンとパプリカの豆乳カレーMISOスープ

味噌とカレー風味の相性の良さを実感。
カレー粉には、美容に効く栄養素が凝縮されています。
ヤングコーンの食感、しらすの程よい塩気もおいしい。

材料（1人分）

しらす干し…40g
ヤングコーン…30g（3本）
パプリカ（赤）…40g（1/4個）
まいたけ…40g

A
コンソメ（顆粒）…小さじ1
カレー粉…小さじ2
酒…小さじ2
おろしにんにく（チューブ）…小さじ1
EXVオリーブオイル…少量
豆乳…100mℓ
水…100mℓ

味噌…小さじ2
パセリ…少量

作り方

1 切る

ヤングコーンは1cm幅の小口切りにする。パプリカは3cm長さの細切りにする。まいたけは食べやすい大きさにさく。

2 レンチン

耐熱ボウルにしらす干しと**1**、**A**を入れて混ぜ合わせる。ふんわりとラップをかけ、**レンジ（600W）で4分加熱**する。

3 味噌を溶く

味噌を溶き入れて混ぜ合わせる。器に注ぎ、みじん切りにしたパセリを散らす。

point

しらす

豊富なカルシウムが骨を丈夫にし、ストレスを軽減。カルシウムの吸収率を高めるビタミンD、血液細胞を健康に保つビタミンB_{12}、必須ミネラルのセレンも多い。

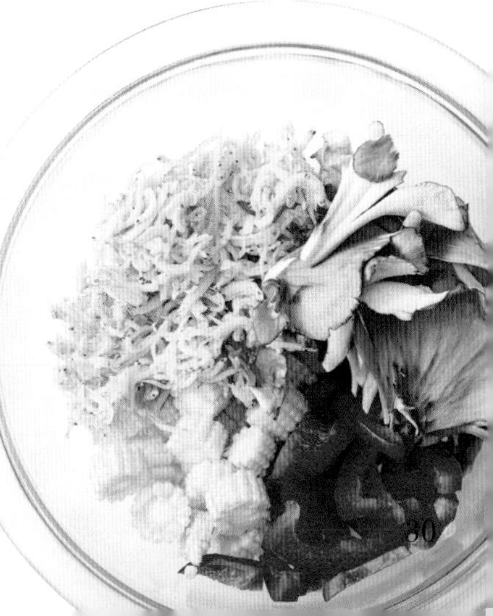

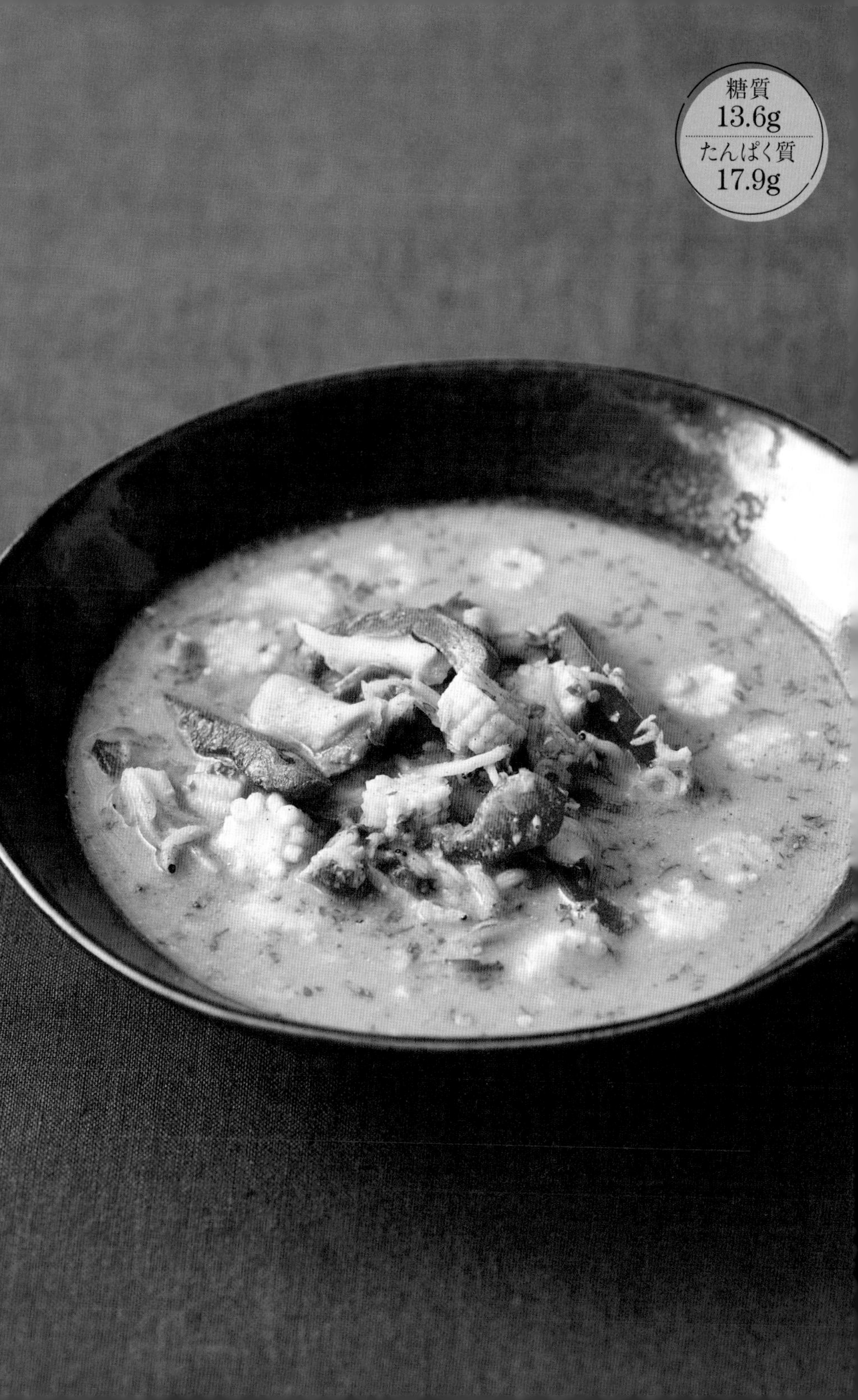

糖質
13.6g
たんぱく質
17.9g

ミックスビーンズのレモンMISOスープ

セロリや小松菜のさわやかな風味にレモンを
合わせた、すがすがしい味。レモン汁は
ビタミンCが熱で壊れないよう、仕上げに入れます。

材料（1人分）

- ミックスビーンズ（水煮）…100g
- 小松菜…30g（1/10束）
- セロリ（葉ごと）…40g（1/2本）
- まいたけ…40g

A
- コンソメ（顆粒）…小さじ1
- 酒…小さじ2
- おろしにんにく（チューブ）…小さじ1
- EXVオリーブオイル…少量
- 水…200mℓ

- 味噌…小さじ2
- レモン汁…1/4個分
- レモン、黒こしょう…好みで

作り方

1 切る

小松菜は粗みじんに切る。セロリは角切りにする。まいたけは小さめにさく。

2 レンチン

耐熱ボウルにミックスビーンズ、**1**、**A**を入れて混ぜ合わせる。ふんわりとラップをかけ、**レンジ（600W）で4分加熱**する。

3 味噌を溶く

味噌を溶き入れて混ぜ合わせ、レモン汁を加える。器に注ぎ、好みでいちょう切りにしたレモンをのせ、黒こしょうをふる。

point

ミックスビーンズ

赤いんげん豆のアントシアニンは老化を予防し、エイジングケアに。青いんげん豆のビタミンB_1は糖質の代謝をサポート。ひよこ豆のビタミンB_6は代謝を促進。

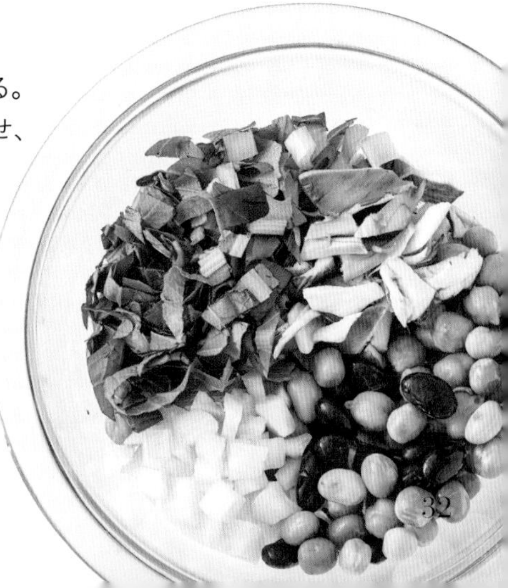

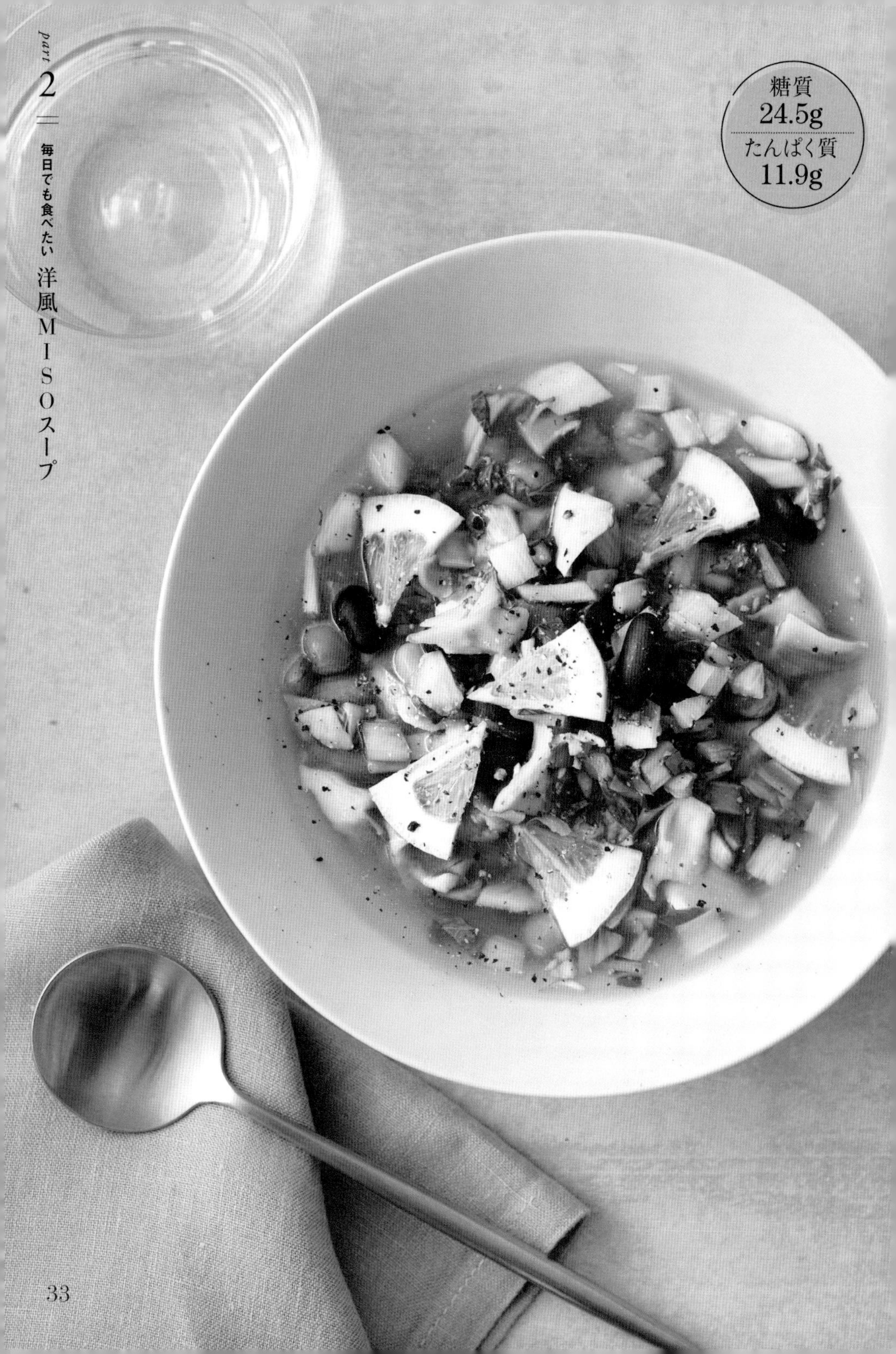

糖質 24.5g
たんぱく質 11.9g

たことズッキーニとセロリのトマトMISOスープ

トマトベースのさっぱりとしたMISOスープ。
たこは、疲れに効くタウリンの量が魚介の中でもトップクラス。ボイルたこを使えば時短に。

材料（1人分）

たこ（ボイル）…80g
ズッキーニ…70g（1/3本）
セロリ（茎）…40g（1/2本）
マッシュルーム（ブラウン）…40g（4個）

A
コンソメ（顆粒）…小さじ1
カットトマト…1/4缶（100g）
酒…小さじ2
おろしにんにく（チューブ）…小さじ1
クミンシード…小さじ1/2
水…100mℓ

味噌…小さじ2
レモン汁…1/4個分
パセリ…少量
EXVオリーブオイル…好みで

作り方

1 切る

たこは食べやすい大きさに切る。ズッキーニ、セロリ、マッシュルームは1cmの角切りにする。

2 レンチン

耐熱ボウルに**1**、**A**を入れて混ぜ合わせる。ふんわりとラップをかけ、**レンジ（600W）で4分加熱**する。

3 味噌を溶く

味噌を溶き入れ、レモン汁を加えて混ぜ合わせる。器に注ぎ、みじん切りにしたパセリを散らし、好みでオリーブオイルをたらす。

point

“
たこ
肌や髪にハリをもたらし、糖質や脂質をエネルギーに変えるビタミンB_2も多い。抗酸化成分のビタミンEが血流を促進し、温活やエイジングケアにも。
”

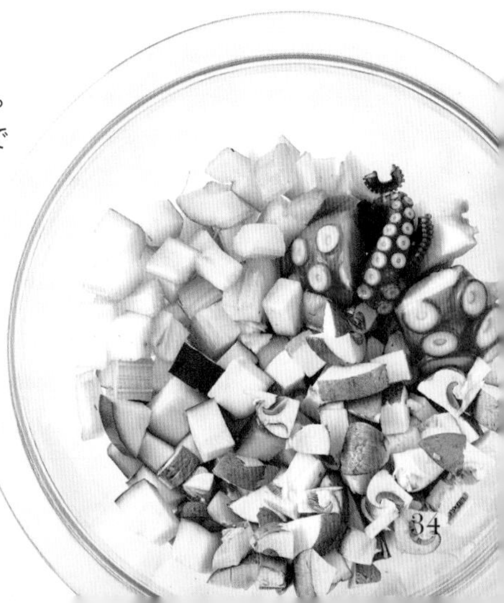

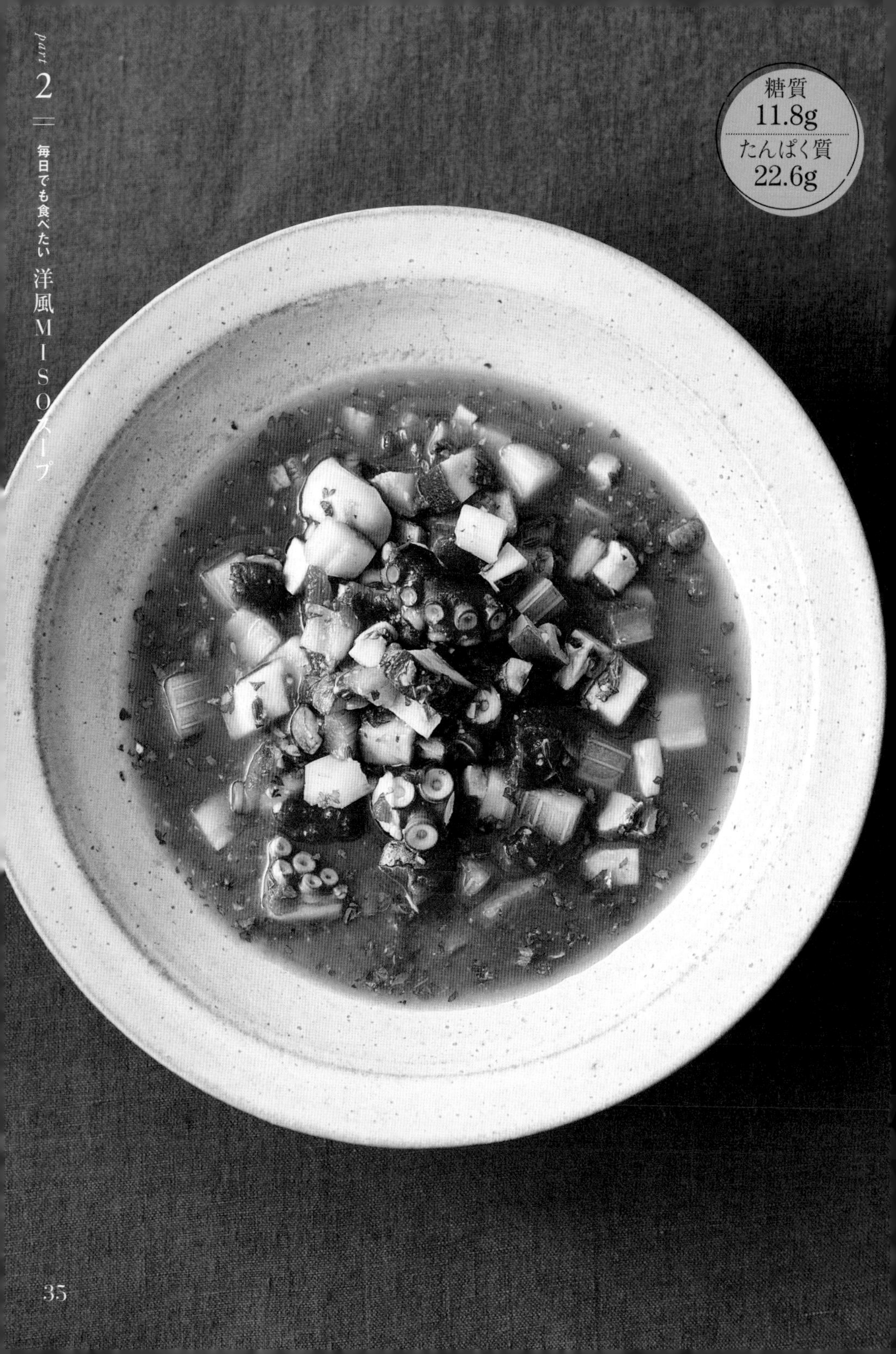

糖質
11.8g
たんぱく質
22.6g

さばトマトの バルサミコMISOスープ

コンビニでも買えるさばの塩焼きを使えば、
ボリュームも旨味も手軽にアップ。バルサミコや
オリーブの酸味とコクで、さっぱりとしたおいしさ。

材料（1人分）

さば塩焼き…70g
ミニトマト…5個
いんげん…30g（4〜5本）
えのきだけ…40g（½パック）
グリーンオリーブ（水煮・種なし）…5個

A
コンソメ（顆粒）…小さじ1
バルサミコ酢…大さじ1
酒…小さじ2
おろしにんにく（チューブ）…小さじ1
EXVオリーブオイル…少量
水…200mℓ

味噌…小さじ1½
小ねぎ…少量
レモン汁、EXVオリーブオイル…好みで

作り方

1 切る

さばはほぐす。ミニトマトは縦半分に切る。いんげんは1cm幅の小口切りにする。えのきだけは1cm長さに切る。グリーンオリーブは縦半分に切る。

2 レンチン

耐熱ボウルに**1**、**A**を入れて混ぜ合わせる。ふんわりとラップをかけ、**レンジ（600W）で4分加熱**する。

3 味噌を溶く

味噌を溶き入れて混ぜ合わせる。器に注ぎ、みじん切りにした小ねぎを散らし、好みでレモン汁を入れ、オリーブオイルをたらす。

point

トマト
強力な抗酸化作用のあるリコピンが豊富で、紫外線やストレスなどによって生じ、老化の原因となる活性酸素を除去。リコピンは、油ととると吸収率がアップ。

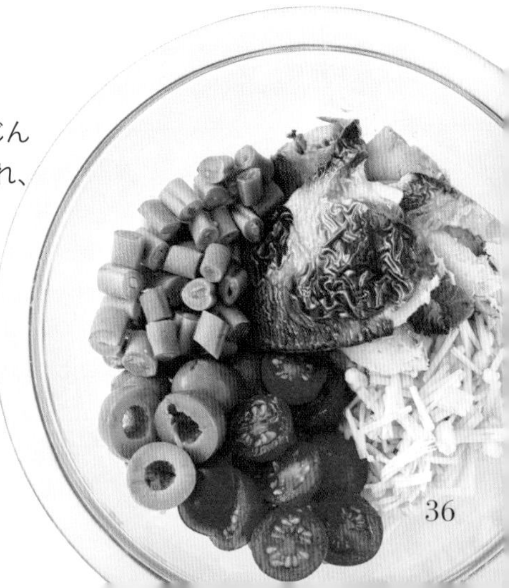

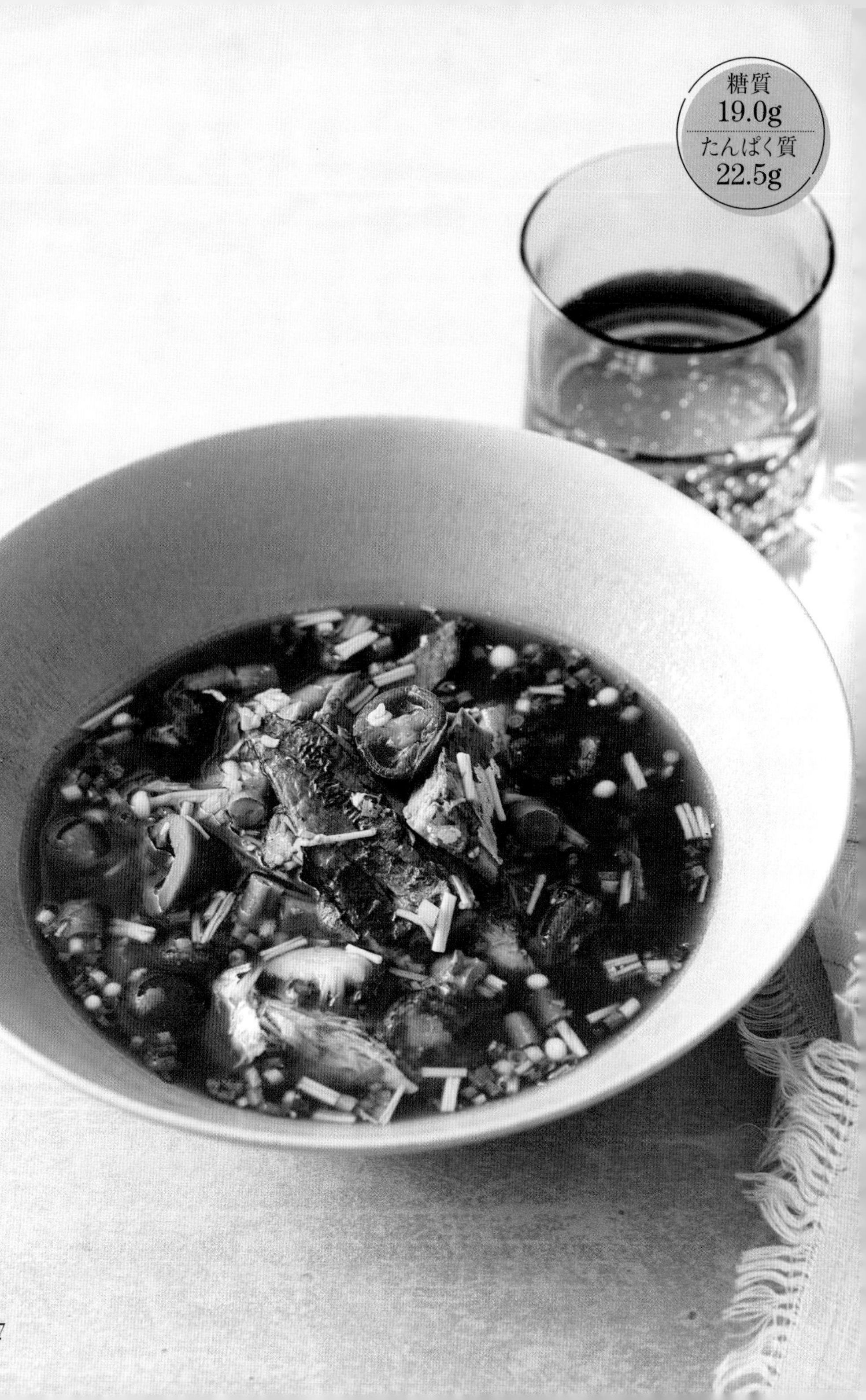

糖質
19.0g
たんぱく質
22.5g

じゃことブロッコリー、トマトのカレーMISOスープ

ごろごろ入った野菜ときのこを、カレー粉と
ごまの香ばしいコクでまとめて。
スープがなじんだカシューナッツもおいしい。

材料（1人分）

ちりめんじゃこ…25g
ブロッコリー…30g（2〜3房）
ミニトマト…5個
しめじ…40g
カシューナッツ…15粒

A
- コンソメ（顆粒）…小さじ1
- カレー粉…小さじ2
- すりごま（白）…大さじ1
- 酒…小さじ2
- みりん…小さじ1
- おろしにんにく（チューブ）…小さじ1
- EXVオリーブオイル…少量
- 水…200mℓ

味噌…小さじ2
レモン汁、EXVオリーブオイル…好みで

作り方

1 切る

ブロッコリーは食べやすい大きさに切る。ミニトマトは縦半分に切る。しめじは石づきを取って2cm長さに切る。

2 レンチン

耐熱ボウルにちりめんじゃこ、**1**、カシューナッツ、**A**を入れて混ぜ合わせる。ふんわりとラップをかけ、**レンジ（600W）で4分加熱**する。

3 味噌を溶く

味噌を溶き入れて混ぜ合わせる。器に注ぎ、好みでレモン汁を入れ、オリーブオイルをたらす。

point

ブロッコリー

野菜の中でも栄養価が高く、疲労回復、風邪予防、美肌効果が期待できるビタミンC、食物繊維が特に豊富。つぼみより茎の方が栄養が多いので丸ごと食べたい。

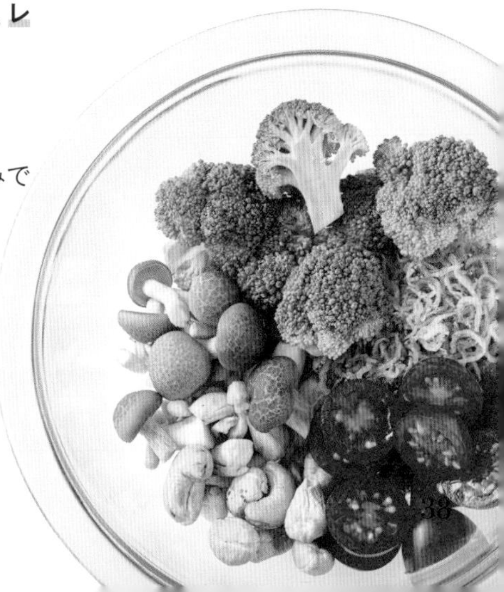

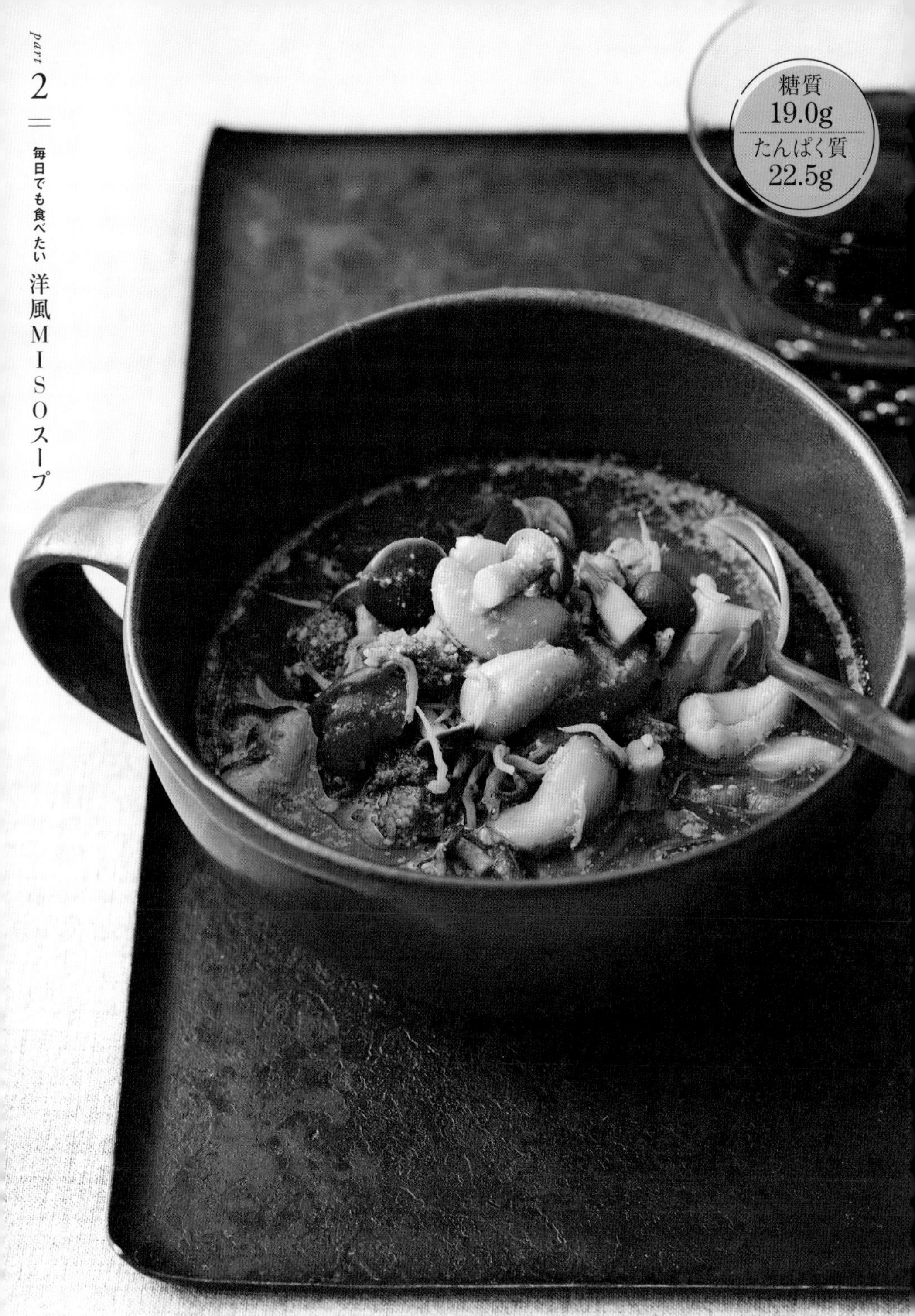

糖質
19.0g
たんぱく質
22.5g

ちくわとパプリカの エッグチーズMISOスープ

卵を後入れで2回レンチンすることで、
ふんわり溶き卵スープ風に。免疫力を上げる
クコの実の、ほのかな甘みもアクセントに。

材料（1人分）

ちくわ…1.5本
パプリカ（黄）…40g（¼個）
エリンギ…40g（1本）
クコの実…15粒
卵…1個

A
コンソメ（顆粒）…小さじ1
粉チーズ…大さじ1
酒…小さじ2
おろしにんにく（チューブ）…小さじ1
EXVオリーブオイル…少量
水…200mℓ

味噌…小さじ1½
パセリ…少量

作り方

1 切る

ちくわは縦半分に切って、斜め切りにする。パプリカは角切りにする。エリンギは食べやすい大きさに切る。

2 レンチン

耐熱ボウルに**1**、クコの実、**A**を入れて混ぜ合わせる。ふんわりとラップをかけ、**レンジ（600W）で4分加熱**する。ボウルを一旦取り出し、卵を溶いて加える。ふんわりとラップをかけ、**レンジ（600W）でさらに2分加熱**する。

3 味噌を溶く

味噌を溶き入れて混ぜ合わせる。器に注ぎ、みじん切りにしたパセリを散らす。

point

卵
ビタミンCと食物繊維以外の栄養素をすべて含む完全栄養食品。レシチンの働きで悪玉コレステロール値を低下させ、生活習慣病予防にも。

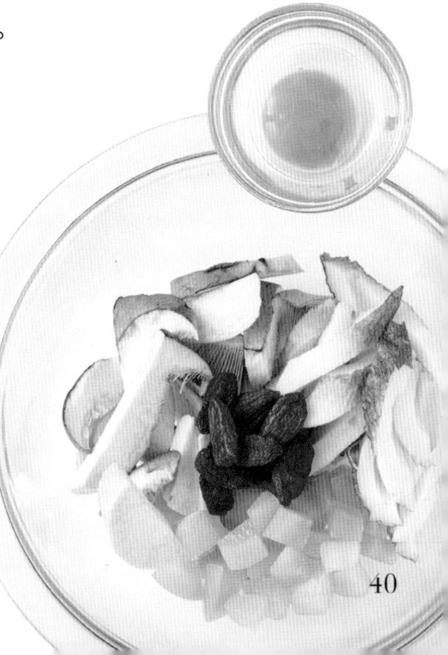

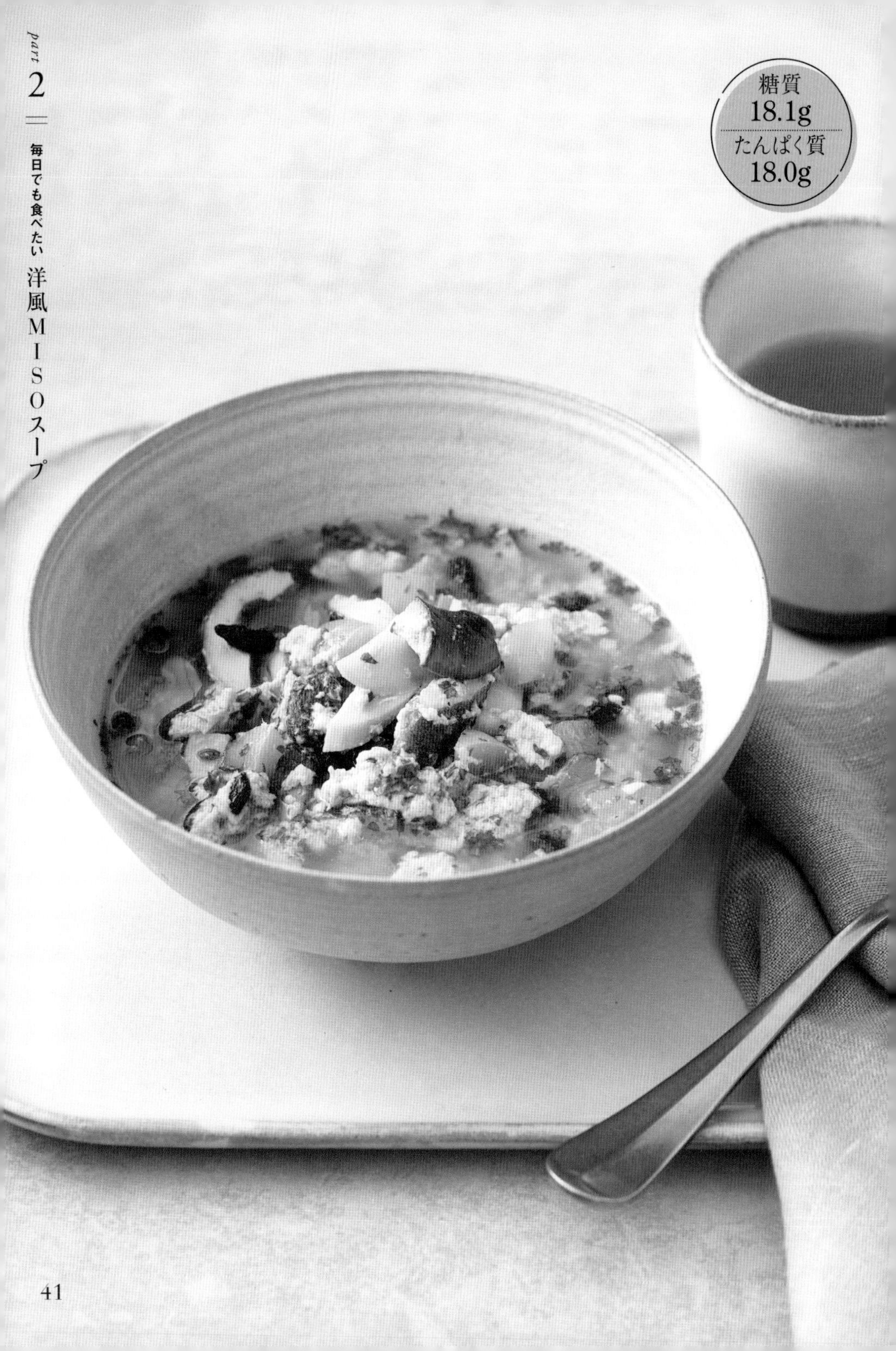

糖質
18.1g
たんぱく質
18.0g

さばとブロッコリー、セロリのトマトMISOスープ

チリパウダーのピリ辛と、豆乳、粉チーズの
まろやかな味で、野菜がいくらでも食べられる！
さば缶は、栄養素が溶け出している汁ごと使って。

材料（1人分）

さば水煮（缶）…100g
ブロッコリー…40g（3〜4房）
セロリ（茎）…30g（⅓本）
マッシュルーム（ホワイト）
…40g（4個）

A
- コンソメ（顆粒）…小さじ1
- カットトマト…¼缶（100g）
- 粉チーズ…大さじ1
- 酒…小さじ2
- チリパウダー…小さじ½
- おろしにんにく（チューブ）…小さじ1
- 豆乳…100mℓ

味噌…小さじ2

作り方

1 切る

さばはほぐし、ブロッコリーは小房に分ける。セロリは1cm幅の小口切りにする。マッシュルームは薄切りにする

2 レンチン

耐熱ボウルにさば（汁ごと）、**1**、**A**を入れて混ぜ合わせる。ふんわりとラップをかけ、**レンジ（600W）で4分加熱**する。

3 味噌を溶く

味噌を溶き入れて混ぜ合わせる。

point

さば
高たんぱくで低糖質。脳の働きをサポートするDHA、血流をよくするEPA、ビタミンB群も豊富。リノール酸の働きで中性脂肪を下げる。

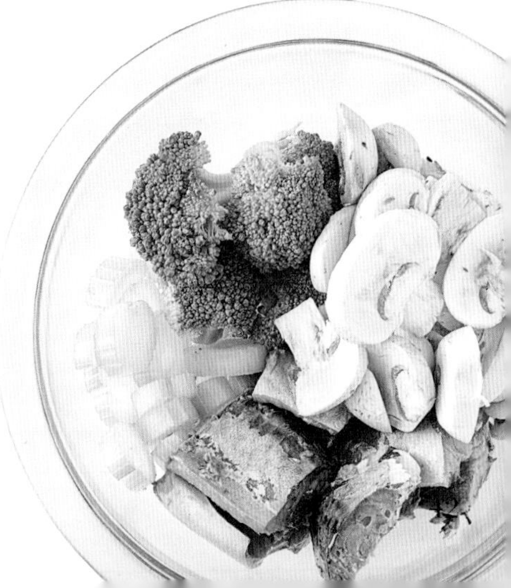

糖質
14.2g
たんぱく質
33.7g

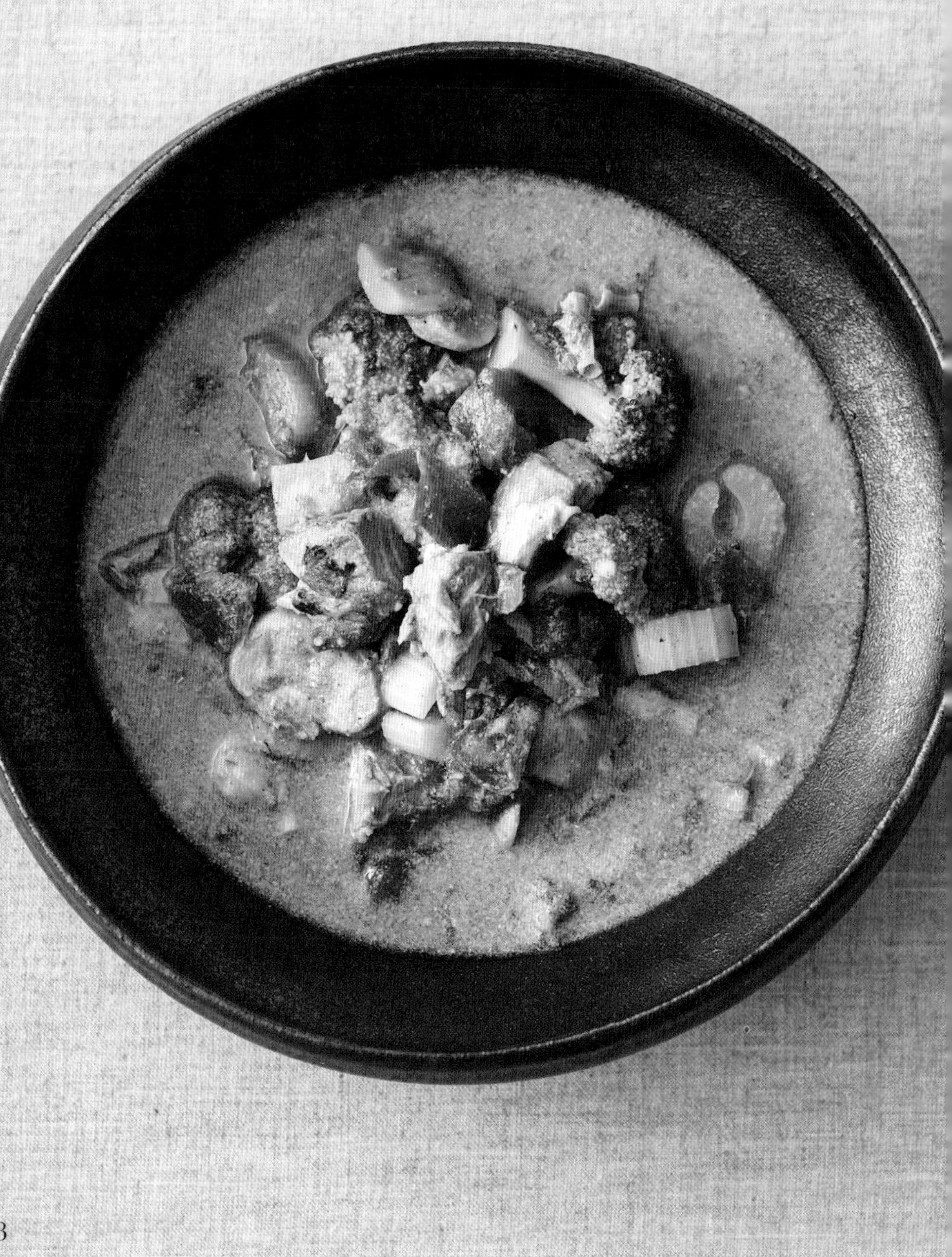

焼き鮭で地中海風
コンソメMISOスープ

市販の焼き鮭を使って。トマトの旨味、
セロリの力強い香り、オリーブの酸味が重なって、
すっきりと洗練された味わい。

材料（1人分）

- 焼き鮭…70g
- セロリ（茎）…40g（1/2本）
- ミニトマト…5個
- グリーンオリーブ（水煮・種なし）…5個
- えのきだけ…40g
- A
  - コンソメ（顆粒）…小さじ1
  - 粉チーズ…大さじ1
  - 酒…小さじ2
  - おろしにんにく（チューブ）…小さじ1
  - EXVオリーブオイル…少量
  - 水…200mℓ
- 味噌…小さじ1 1/2
- レモン汁…1/4個分
- レモン、EXVオリーブオイル…好みで

作り方

1 切る

焼き鮭はほぐす。セロリは薄切りにする。ミニトマト、グリーンオリーブは縦半分に切る。えのきだけは2cm長さに切る。

2 レンチン

耐熱ボウルに**1**、**A**を入れて混ぜ合わせる。ふんわりとラップをかけ、**レンジ**（600W）**で4分加熱**する。

3 味噌を溶く

味噌を溶き入れ、レモン汁を加えて混ぜ合わせる。器に注ぎ、オリーブオイルをたらし、好みでいちょう切りにしたレモンをのせる。

point

グリーンオリーブ

オレイン酸が悪玉コレステロール値を下げ、抗酸化成分のポリフェノールが生活習慣病を予防。「若返りのビタミン」と呼ばれるビタミンEも豊富。

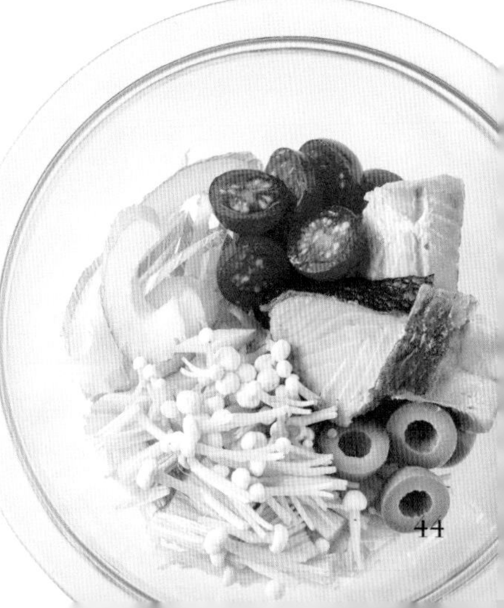

洋風MISOスープ

糖質 11.7g
たんぱく質 26.2g

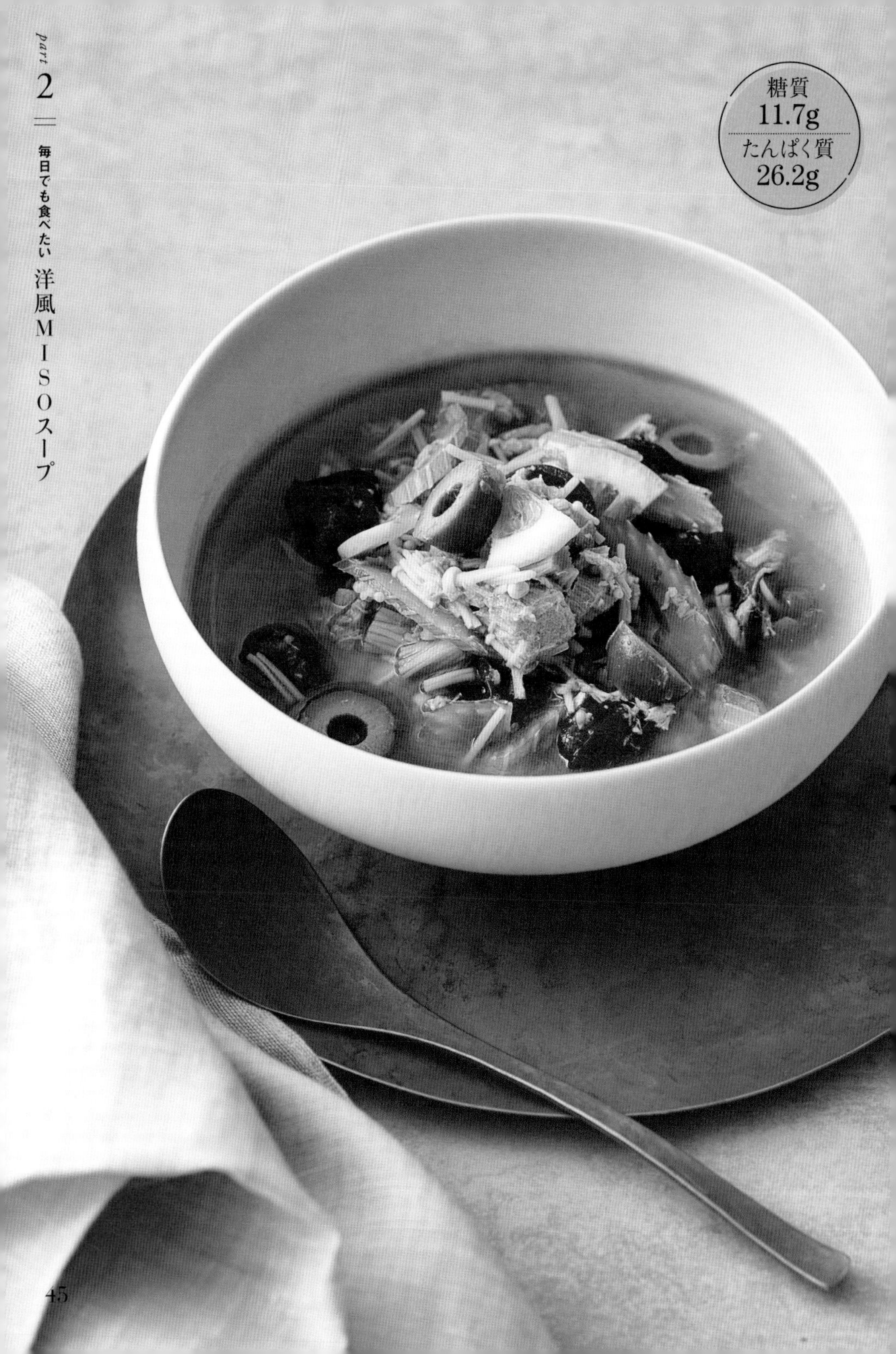

厚揚げとピーマンの豆乳トマトMISOスープ

どんな食材ともなじみ、食べごたえのある厚揚げを使って。油の風味も旨味なので、油抜きはせずに使います。優しいとろみで体も温まります。

材料（1人分）

厚揚げ…100g
ピーマン…40g（1個）
玉ねぎ…30g（小⅕個）
しめじ…40g

A
コンソメ（顆粒）…小さじ1
カットトマト…¼缶（100g）
粉チーズ…大さじ1
酒…小さじ2
おろしにんにく（チューブ）…小さじ1
豆乳…100mℓ

味噌…小さじ2

作り方

1 切る

厚揚げは食べやすい大きさに切る。ピーマンは細切りにする。玉ねぎは薄切りにする。しめじは石づきを取ってほぐす。

2 レンチン

耐熱ボウルに**1**、**A**を入れて混ぜ合わせる。ふんわりとラップをかけ、**レンジ（600W）で4分加熱**する。

3 味噌を溶く

味噌を溶き入れて混ぜ合わせる。

point

厚揚げ

大豆イソフラボンが女性ホルモンと似た働きをし、女性特有の不調をサポート。カリウム、カルシウム、鉄、亜鉛などの不足しがちなミネラルもバランスがよい。

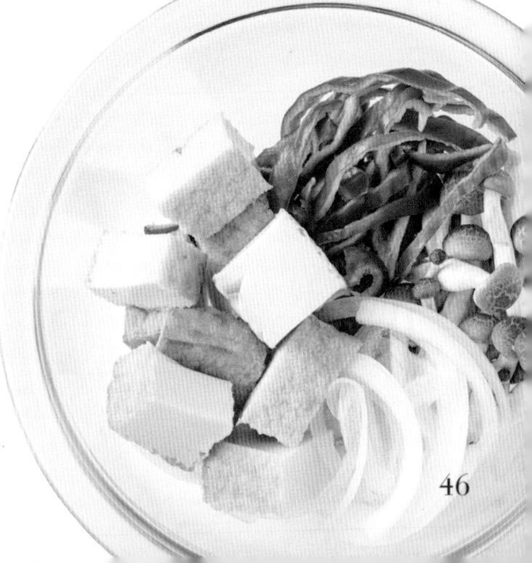

洋風MISOスープ

糖質
16.0g
たんぱく質
21.6g

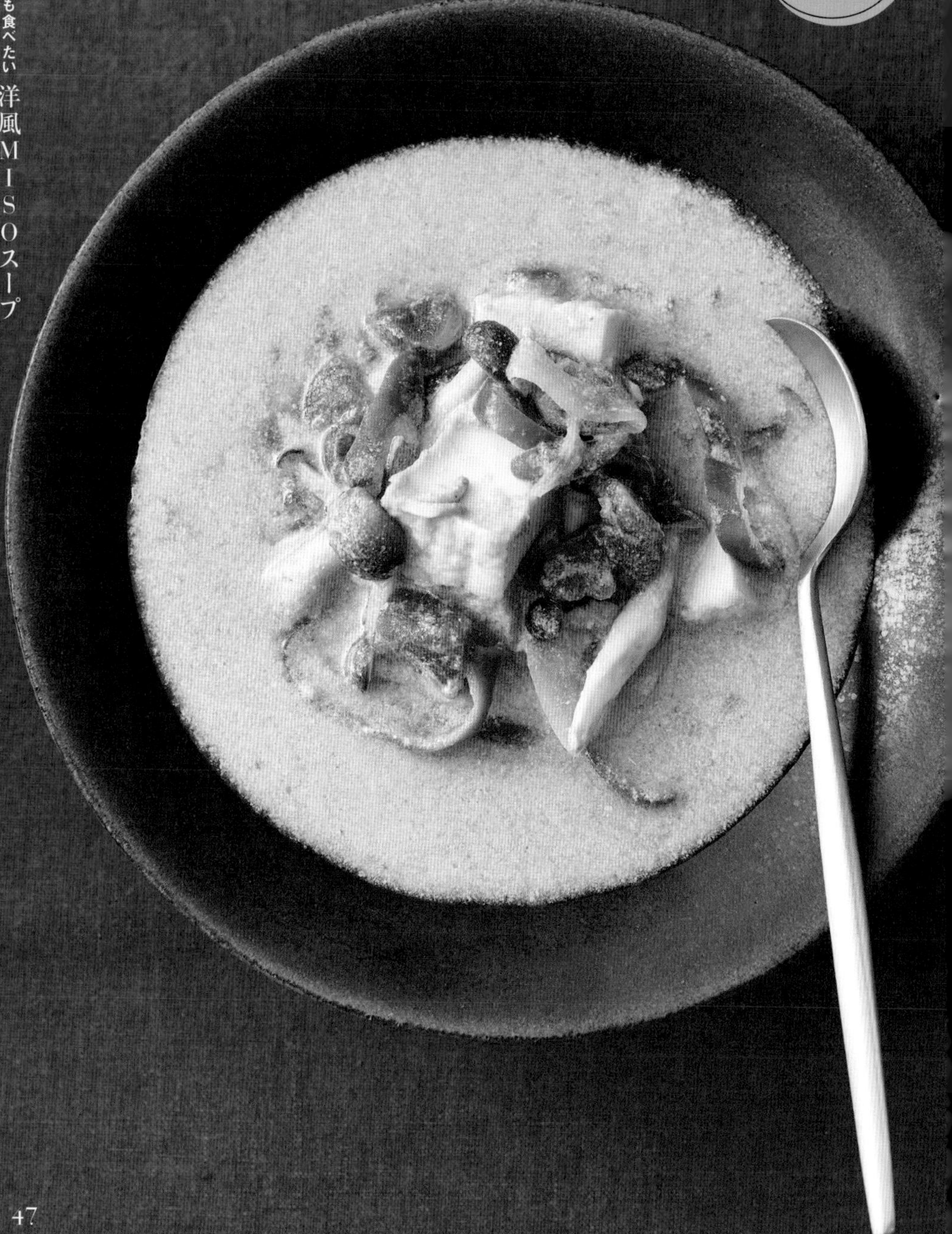

豆とパプリカとズッキーニの豆乳カレーMISOスープ

〝天然のマルチサプリ〟の大豆と野菜がたっぷり。
まろやかな風味をもたらす酒粕は、血液の巡りを良くし、
体を温め、代謝や免疫力を上げる頼もしい食材。

材料（1人分）

大豆水煮…90g
パプリカ（赤）…40g（1/4個）
ズッキーニ…40g（1/5本）
まいたけ…40g

味噌…小さじ2

A
コンソメ（顆粒）…小さじ1
カレー粉…小さじ2
酒粕…小さじ2
酒…小さじ2
おろししょうが（チューブ）…小さじ1
EXVオリーブオイル…小さじ1/2
豆乳…100mℓ
水…100mℓ

作り方

1 切る

パプリカ、ズッキーニは角切りにする。まいたけは小さめに切る。

2 レンチン

耐熱ボウルに大豆水煮、**1**、**A**を入れて混ぜ合わせる。ふんわりとラップをかけ、**レンジ**（600W）**で4分加熱**する。

3 味噌を溶く

味噌を溶き入れて混ぜ合わせる。

point

大豆

三大栄養素をバランスよく含む。抗酸化作用のあるサポニン、腸内で善玉菌のエサとなるオリゴ糖、女性の健康をサポートするイソフラボンも豊富。

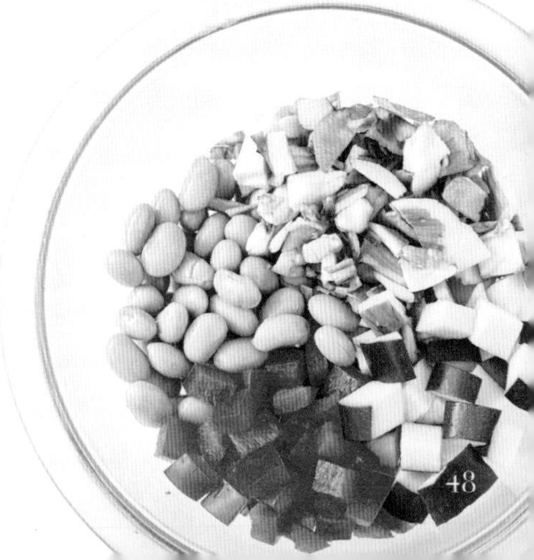

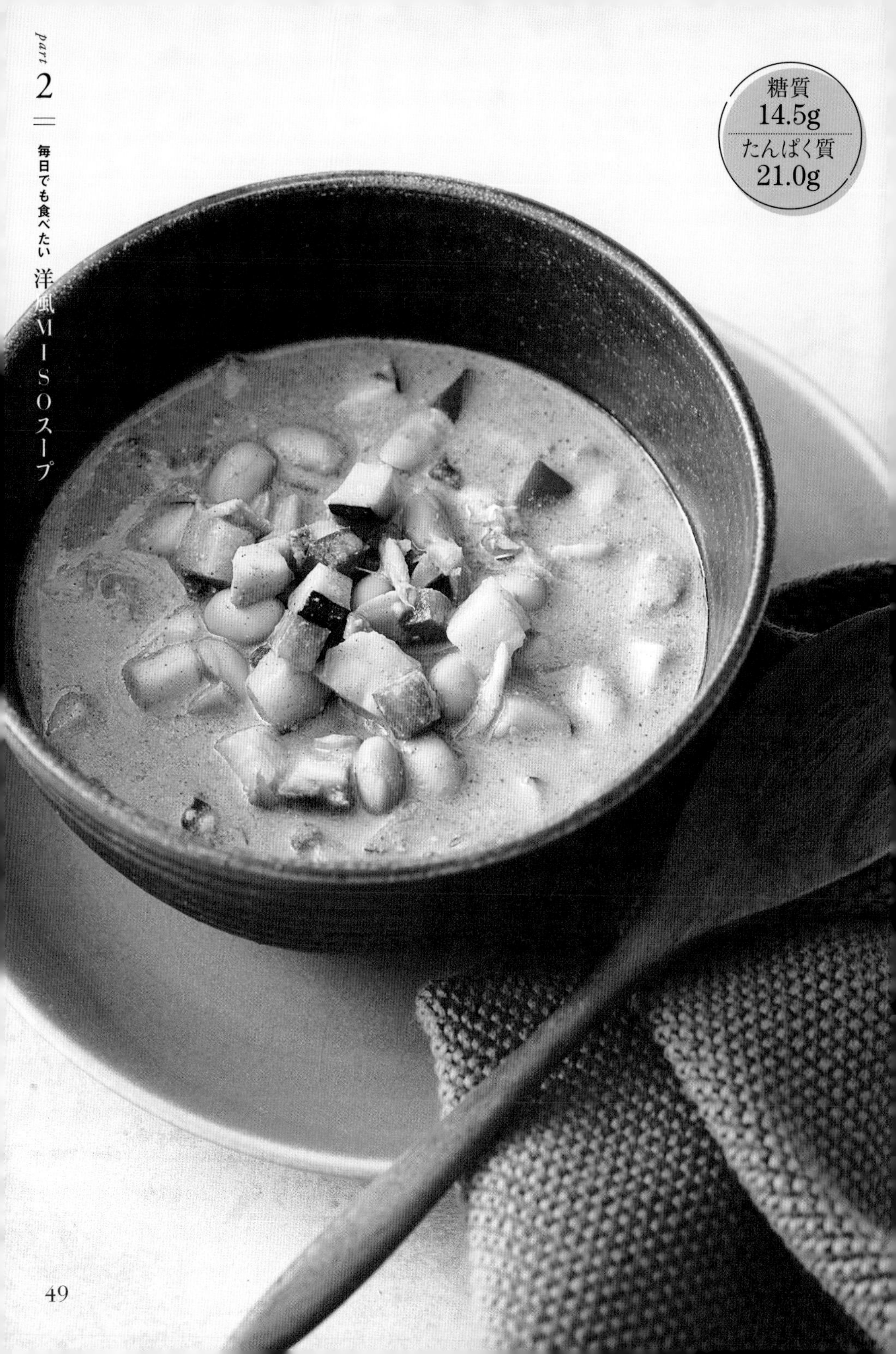

糖質
14.5g
たんぱく質
21.0g

はんぺんのまろやか豆乳MISOスープ

スープをふくんでふわっふわになったはんぺんに、
疲れも気持ちも癒やされそう。
ズッキーニやにんじんは、栄養価が高い皮ごと使います。

材料（1人分）

はんぺん…80g
ズッキーニ…30g
にんじん…30g（1/5本）
しめじ…40g
クリームチーズ…50g

A
コンソメ（顆粒）…小さじ1
酒…小さじ2
おろしにんにく（チューブ）…小さじ1
豆乳…100mℓ
水…100mℓ

味噌…小さじ2

作り方

1 切る

はんぺんは2cm長さの薄切りにする。ズッキーニとにんじんはいちょう切りにする。しめじは石づきを取ってほぐし半分に切る。

2 レンジン

耐熱ボウルに**1**とクリームチーズ、**A**を入れて混ぜ合わせる。ふんわりとラップをかけ、**レンジ**（600W）**で4分加熱**する。

3 味噌を溶く

味噌を溶き入れて混ぜ合わせる。

point

はんぺん

原料は魚のすり身なので、筋肉や血液、髪や肌を作るたんぱく質が豊富。生で食べたり、焼く、煮るなど使い勝手もよく、ボリュームが出るので満足感も大。

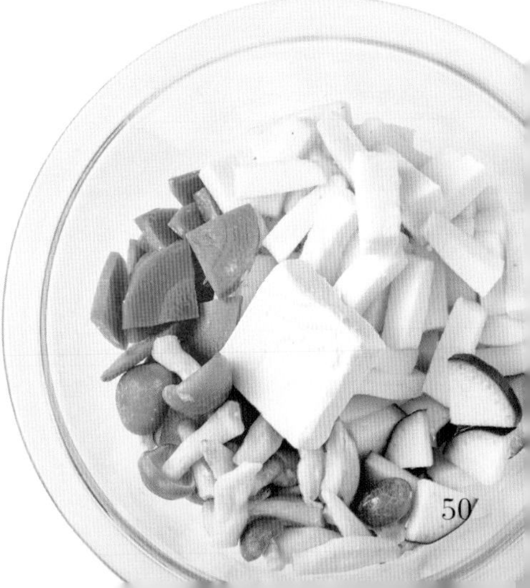

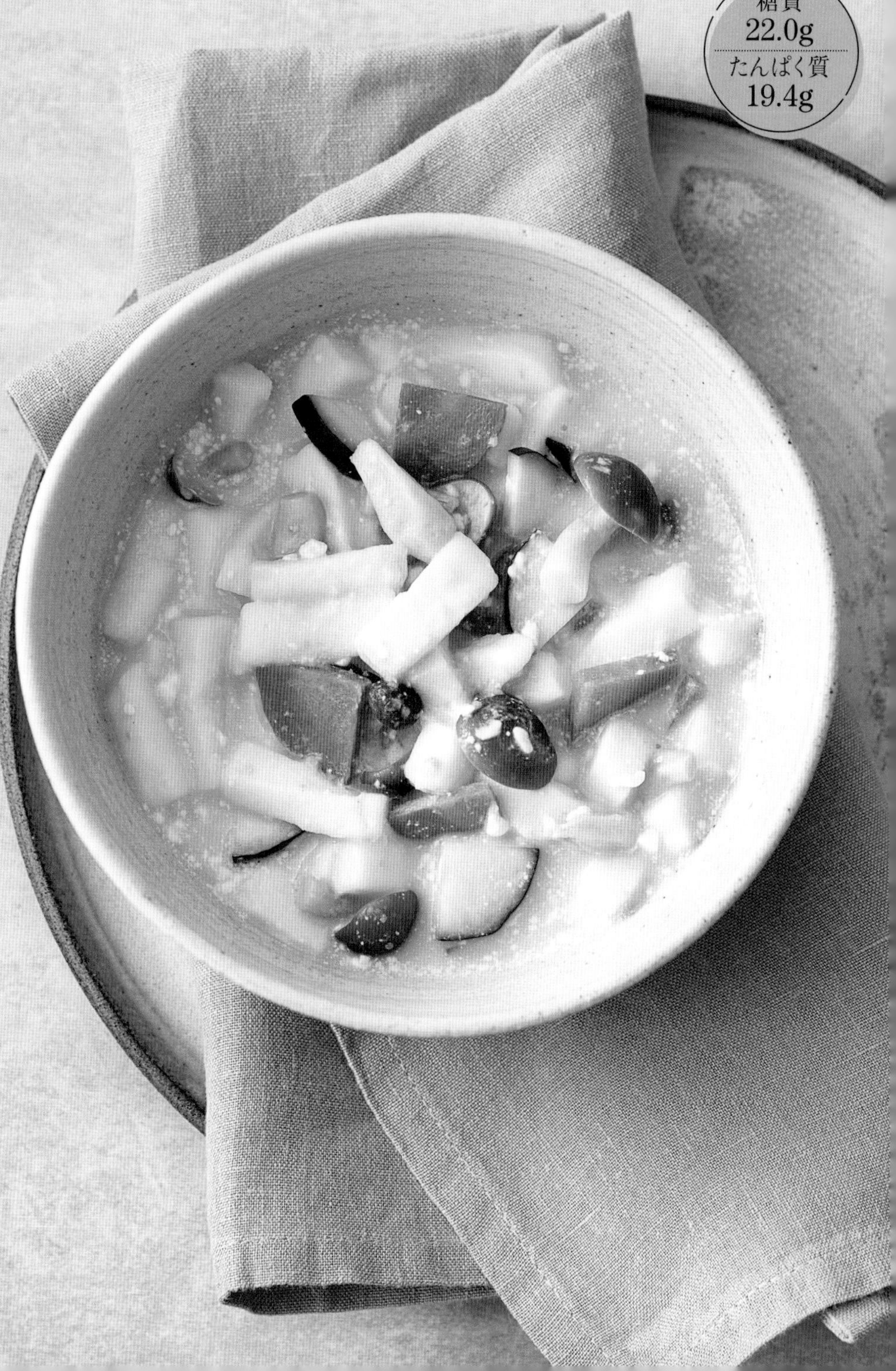

糖質
22.0g
たんぱく質
19.4g

part

3

ほっとするおいしさ！

和風 MISOスープ

旨味成分のイノシン酸が豊富なかつおだしを使った、和風仕立て。
市販の焼きさばや鮭、ちくわなど、旨味成分を含む食材を
組み合わせているので、おいしさがぐっと広がります。
体を温める酒粕、疲れをとる梅干しを加えたり、甘酒仕立てにしたり。
おなじみの食材を使っているのに、新鮮なおいしさ。
毎日飽きずに楽しめます。

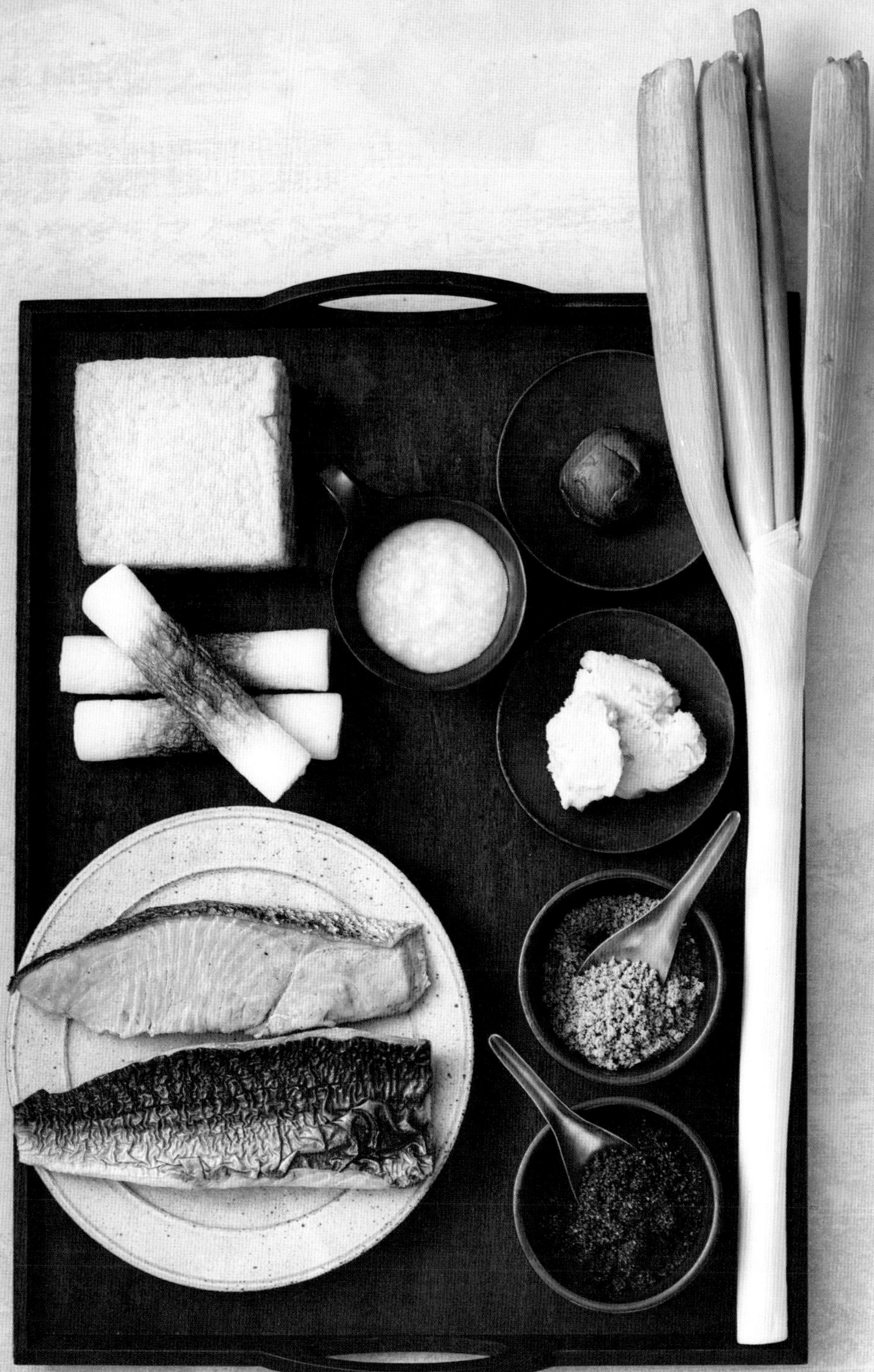

えびとごまたっぷりの 豆乳MISOスープ

豆乳をベースに、えびや黒ごまなど、抗酸化力の高い栄養素を含む食材がたっぷり。
ごまの香り、仕上げのゆずこしょうで、華やかな風味に。

材料(1人分)

えび(ボイル)…80g
アスパラガス…40g(2本)
パプリカ(黄)…40g(¼個)
えのきだけ…40g

A
- かつおだし(顆粒)…小さじ1
- 酒…小さじ2
- すりごま(黒)…大さじ1
- 赤唐辛子…1本(小口切りにする)
- おろしにんにく(チューブ)…小さじ1
- おろししょうが(チューブ)…小さじ1
- ごま油…小さじ½
- 豆乳…100㎖
- 水…100㎖

味噌…小さじ2
ゆずこしょう…小さじ1

作り方

1 切る

アスパラガスは7mm幅の小口切りにする。パプリカは2cm長さの細切りにする。えのきだけは2cm長さに切る。

2 レンチン

耐熱ボウルにえび、**1**、**A**を入れて混ぜ合わせる。ふんわりとラップをかけ、**レンジ(600W)で4分加熱**する。

3 味噌を溶く

味噌とゆずこしょうを溶き入れて混ぜ合わせる。

point

えび
赤い色素のアスタキサンチンの抗酸化力はビタミンEの1000倍とも。美肌、免疫力の向上、血流を改善する効果も。殻にはカルシウムやタウリンが豊富。

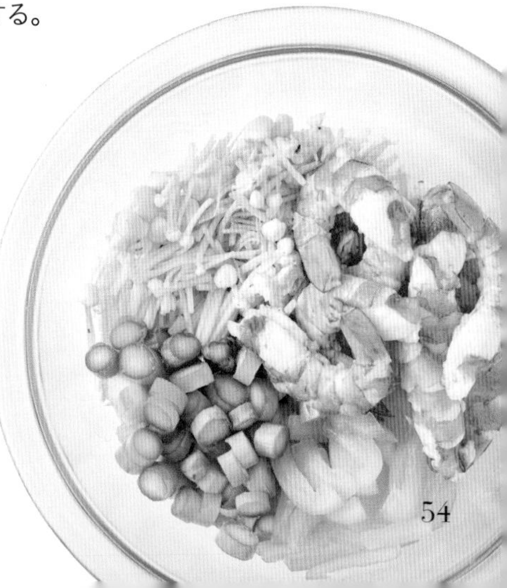

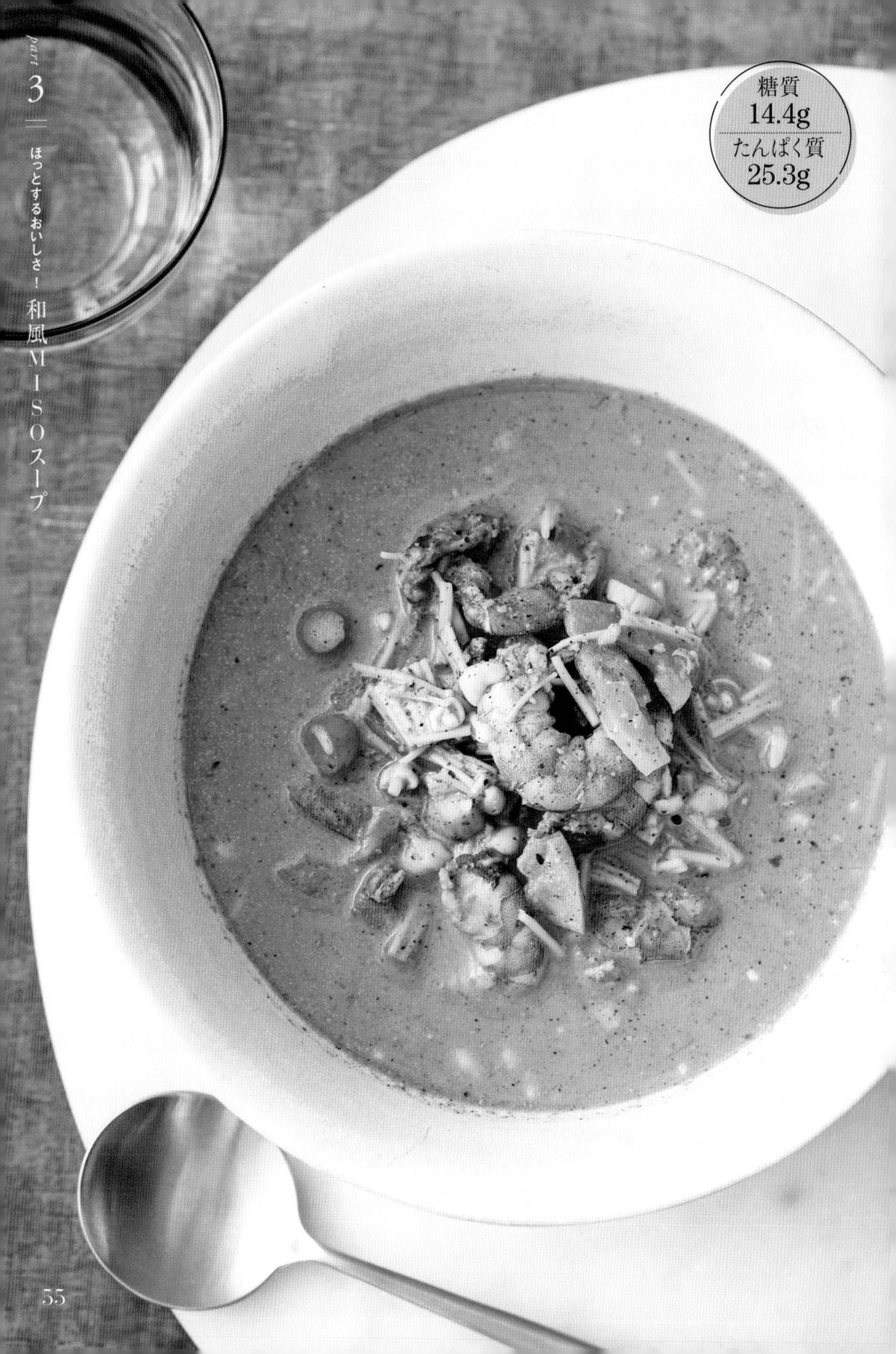

糖質
14.4g
たんぱく質
25.3g

ちくわとごぼうの ゆずこしょうMISOスープ

ちくわと桜えびを入れると、より旨味がアップ。
ゆずこしょうは味噌同様に仕上げに入れる
ことで、発酵の力をいただきます。

材料（1人分）

ちくわ…60g（2本）
ごぼう…40g（1/4本）
長ねぎ…40g（1/2本）
えのきだけ…40g
桜えび…大さじ2

味噌…小さじ2
ゆずこしょう…小さじ1

A
かつおだし（顆粒）…小さじ1
酒…小さじ2
酢…大さじ1
すりごま（白）…大さじ1
赤唐辛子…1本（小口切りにする）
おろしにんにく（チューブ）…小さじ1
おろししょうが（チューブ）…小さじ1
水…200mℓ

作り方

1 切る

ちくわ、ごぼう、長ねぎは小口切りにする。えのきだけは2cm長さに切る。

2 レンチン

耐熱ボウルに**1**、桜えび、**A**を入れて混ぜ合わせる。ふんわりとラップをかけ、**レンジ（600W）で4分加熱**する。

3 味噌を溶く

味噌とゆずこしょうを溶き入れて混ぜ合わせる。

point

ちくわ

高たんぱく・低脂質。体内で合成できず、食事から摂取する必要のある必須アミノ酸9種類をすべて含む。DHAやEPAが血液をサラサラにする効果も。

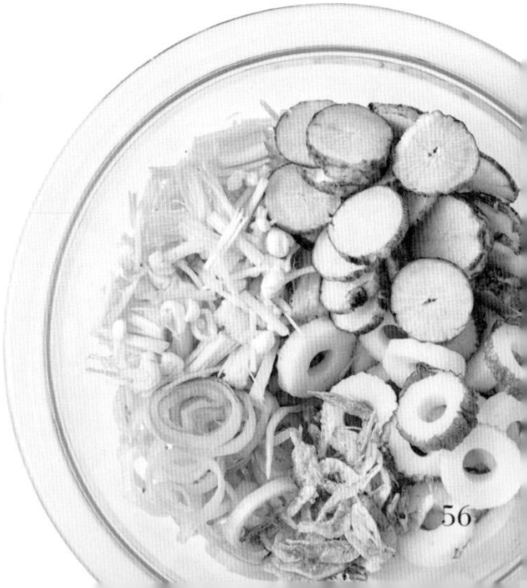

和風MISOスープ

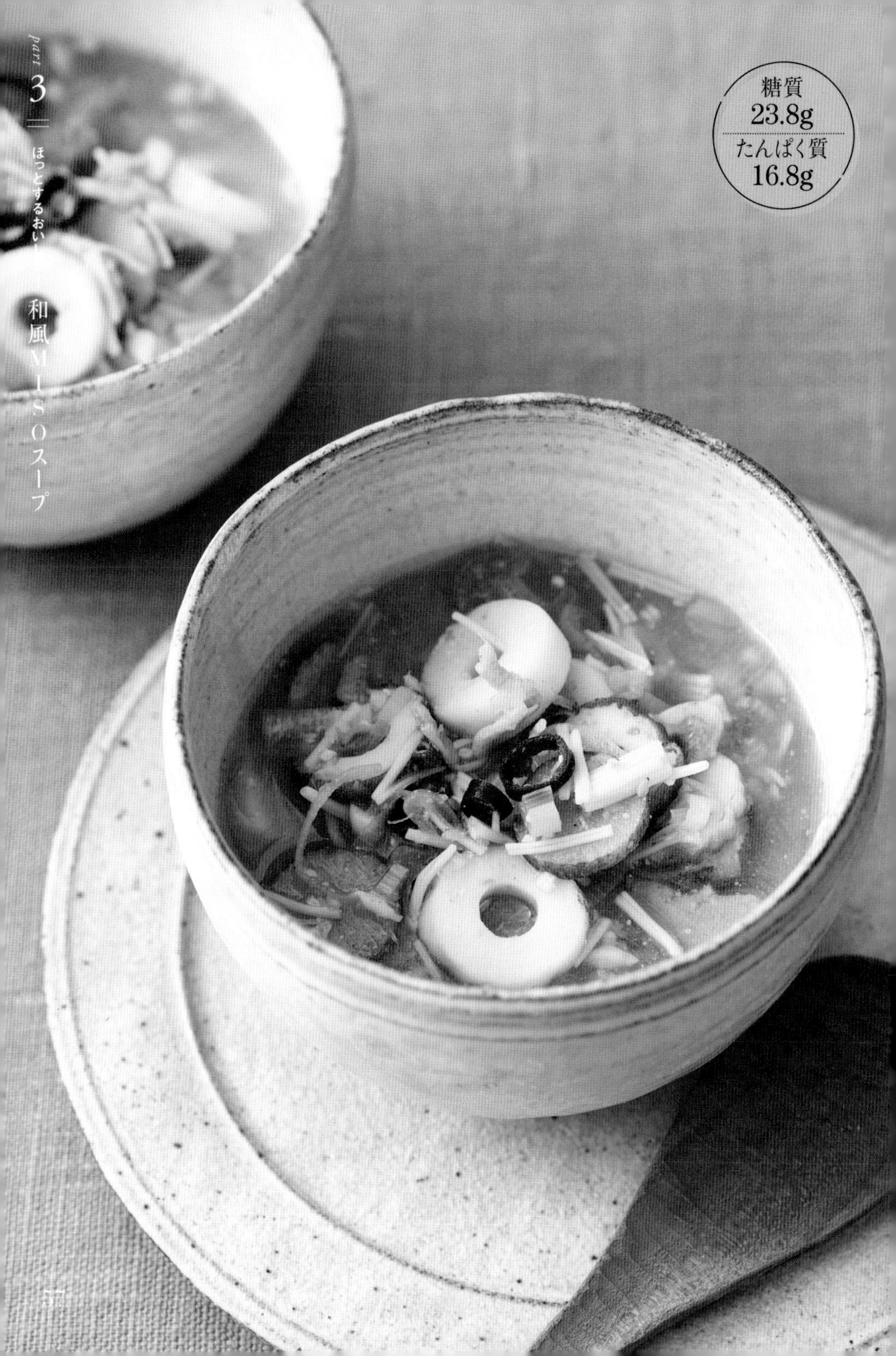

糖質
23.8g
たんぱく質
16.8g

ふわふわはんぺんの甘酒MISOスープ

〝飲む点滴〟とも呼ばれる甘酒の優しい甘さとコクが、食材のおいしさを引き立てます。栄養価の高い皮ごと使ったピーナッツの食感がアクセントに。

材料（1人分）

はんぺん…80g
アスパラガス…40g（2本）
しめじ…40g
ピーナッツ（皮付き）…10粒

味噌…小さじ2
小ねぎ…少量

A
かつおだし（顆粒）…小さじ1
酒…小さじ2
すりごま（白）…大さじ1
おろしにんにく（チューブ）…小さじ1
おろししょうが（チューブ）…小さじ1
甘酒…50㎖
水…150㎖

作り方

1 切る

はんぺんは1cm角に切る。アスパラガスは3cm長さの斜め切りにする。しめじは石づきを取ってほぐす。

2 レンチン

耐熱ボウルに**1**、ピーナッツ、**A**を入れて混ぜ合わせる。ふんわりとラップをかけ、**レンジ（600W）で4分加熱**する。

3 味噌を溶く

味噌を溶き入れて混ぜ合わせる。器に注ぎ、みじん切りにした小ねぎを散らす。

point

甘酒

体内で合成されない必須アミノ酸9種類をすべて含み、すぐにエネルギー源となるブドウ糖、疲労回復や代謝アップに欠かせないビタミンB群も豊富。

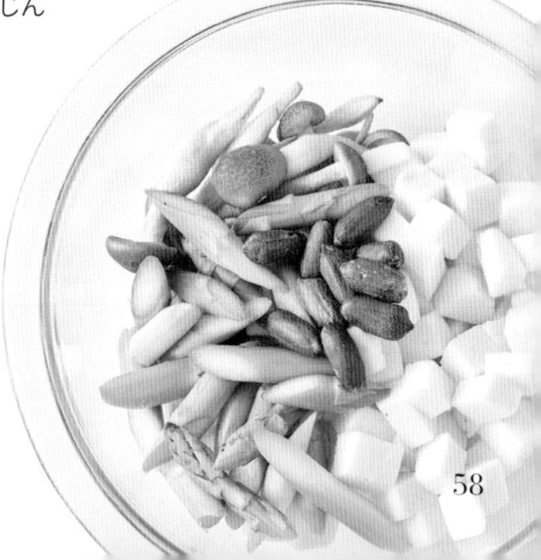

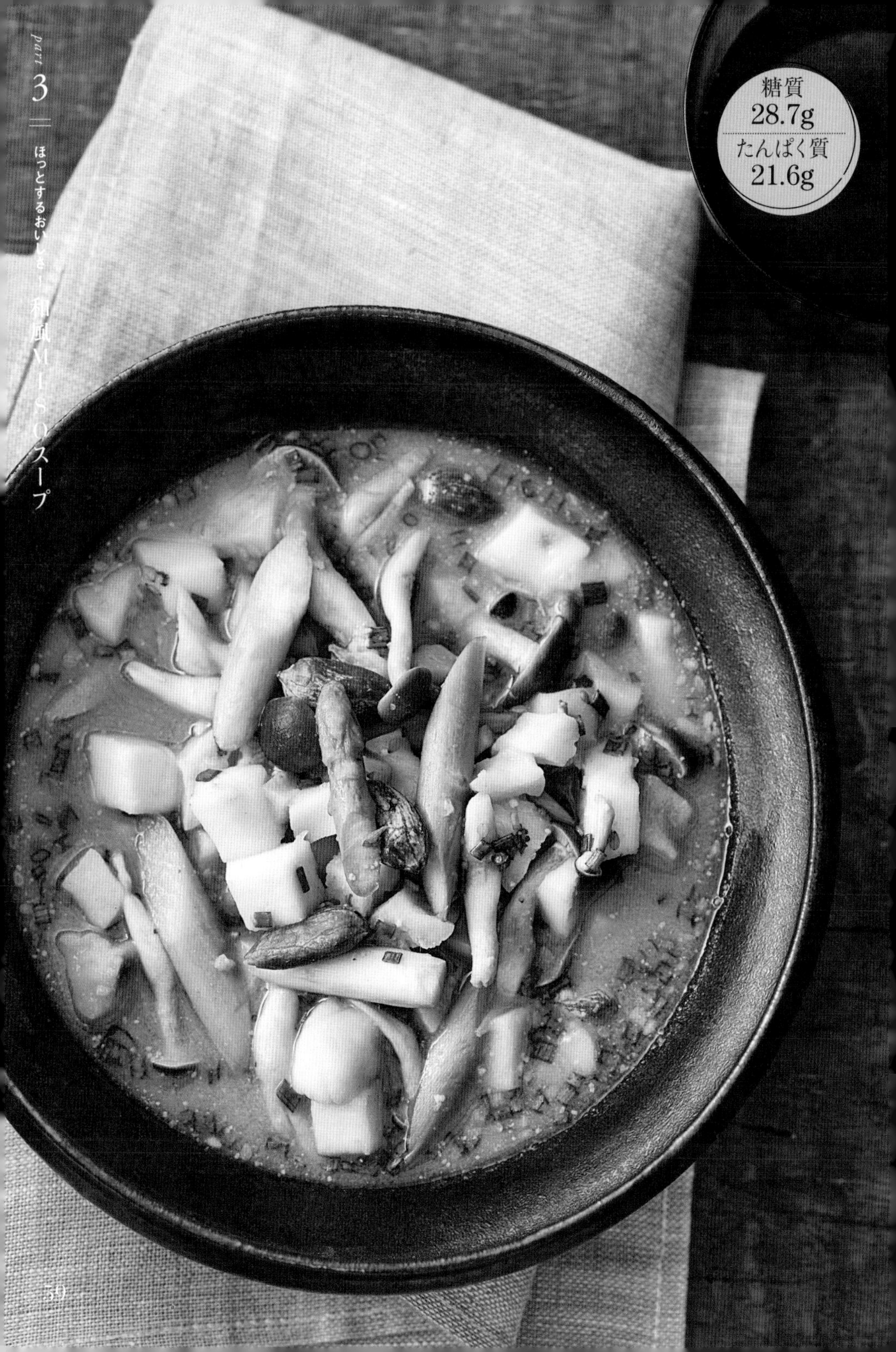

糖質
28.7g
たんぱく質
21.6g

ちくわと根菜と海苔で
豆乳MISOスープ

海苔と酒粕の旨味と香りが効いた、まろやかな味。
味噌と相性のいい酒粕は、免疫力や代謝アップ、
冷えの緩和など、さまざまな効果が期待できます。

材料(1人分)

ちくわ…60g(2本)
にんじん…30g(1/5本)
ごぼう…30g(1/5本)
まいたけ…40g
焼き海苔(全形)…1枚

A
- かつおだし(顆粒)…小さじ1
- 酒…小さじ2
- おろしにんにく(チューブ)…小さじ1
- おろししょうが(チューブ)…小さじ1
- 豆乳…100㎖
- 水…100㎖

味噌…小さじ2
酒粕…小さじ1
七味唐辛子…好みで

作り方

1 切る

ちくわは縦半分に切って、斜め細切りにする。にんじんは4cm長さのせん切りにする。ごぼうは斜め薄切りにする。まいたけは細くさく。海苔はちぎる。

2 レンチン

耐熱ボウルに**1**、**A**を入れて混ぜ合わせる。ふんわりとラップをかけ、**レンジ(600W)で4分加熱**する。

3 味噌を溶く

味噌、酒粕を溶き入れて混ぜ合わせる。器に注ぎ、好みで七味唐辛子をふる。

point

酒粕

豊富な食物繊維やオリゴ糖が善玉菌を増やし、腸内環境を整える。ビタミンB群が肌の代謝を高め、α-EGがコラーゲン生成を促し、キメ細かな美肌に。

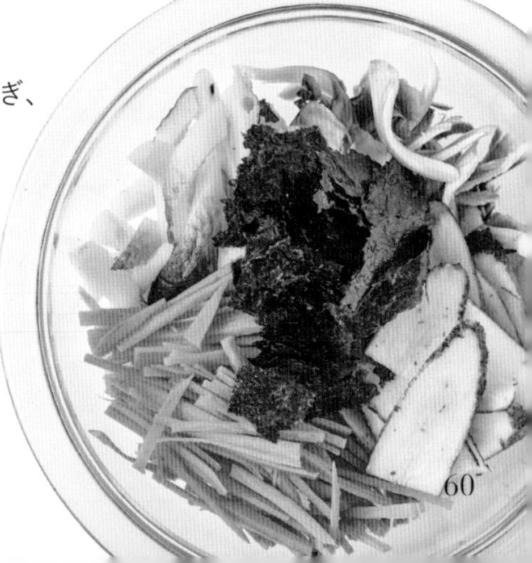

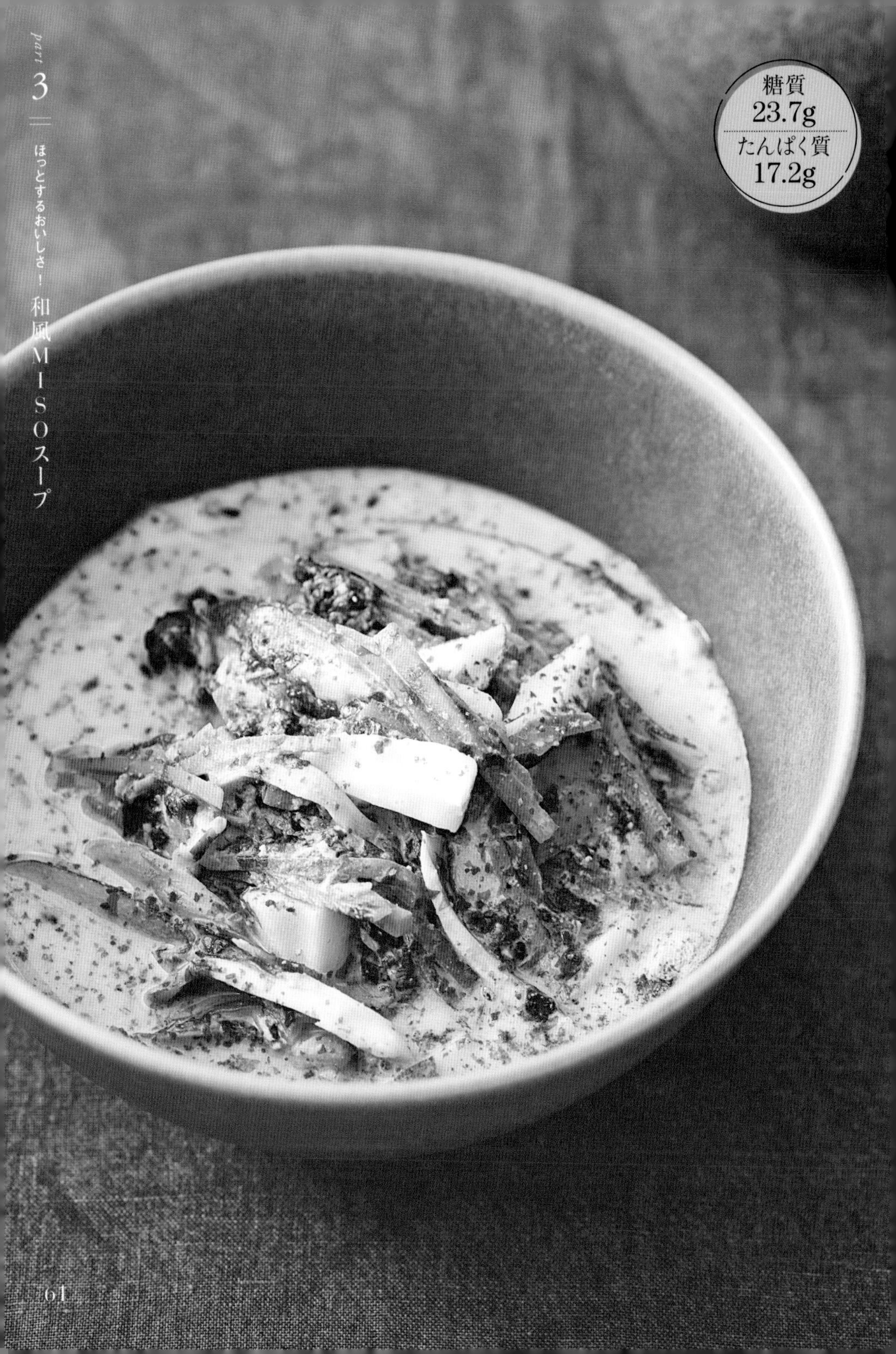

糖質
23.7g
たんぱく質
17.2g

ほたてとごぼうの スパイシー黒酢MISOスープ

黒酢には、内臓脂肪の蓄積を防ぎ、肝機能を高める効果が。ほたての品のいいだしがしみたMISOスープに加えれば、程よくキリッとした味で食べやすい。

材料(1人分)

ほたて(刺身用)…100g
ごぼう…40g(¼本)
長ねぎ…30g(⅓本)
まいたけ…40g

味噌…小さじ1½
塩麹…小さじ1
にら…少量
七味唐辛子…少量

A
かつおだし(顆粒)…小さじ1
酒…小さじ2
黒酢…大さじ1
すりごま(白)…大さじ1
赤唐辛子…1本(小口切りにする)
おろしにんにく(チューブ)…小さじ1
おろししょうが(チューブ)…小さじ1
ごま油…小さじ½
水…200mℓ

作り方

1 切る

ごぼう、長ねぎは縦半分に切って、斜めに細切りにする。まいたけはさく。

2 レンチン

耐熱ボウルにほたて、**1**、**A**を入れて混ぜ合わせる。ふんわりとラップをかけ、**レンジ(600W)で4分加熱**する。

3 味噌を溶く

味噌と塩麹を溶き入れて混ぜ合わせる。器に注ぎ、みじん切りにしたにらを散らし、好みで七味唐辛子をふる。

point

黒酢

天然アミノ酸の宝庫と呼ばれるほど栄養価が高く、体内では合成されない必須アミノ酸9種類をすべて含み、代謝を促進。クエン酸も豊富なので疲労回復にも。

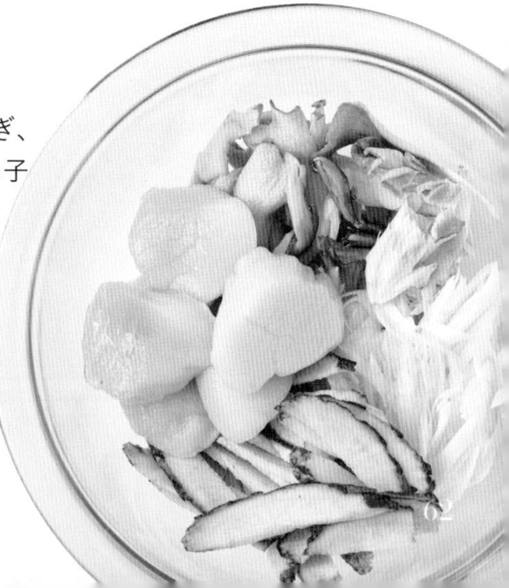

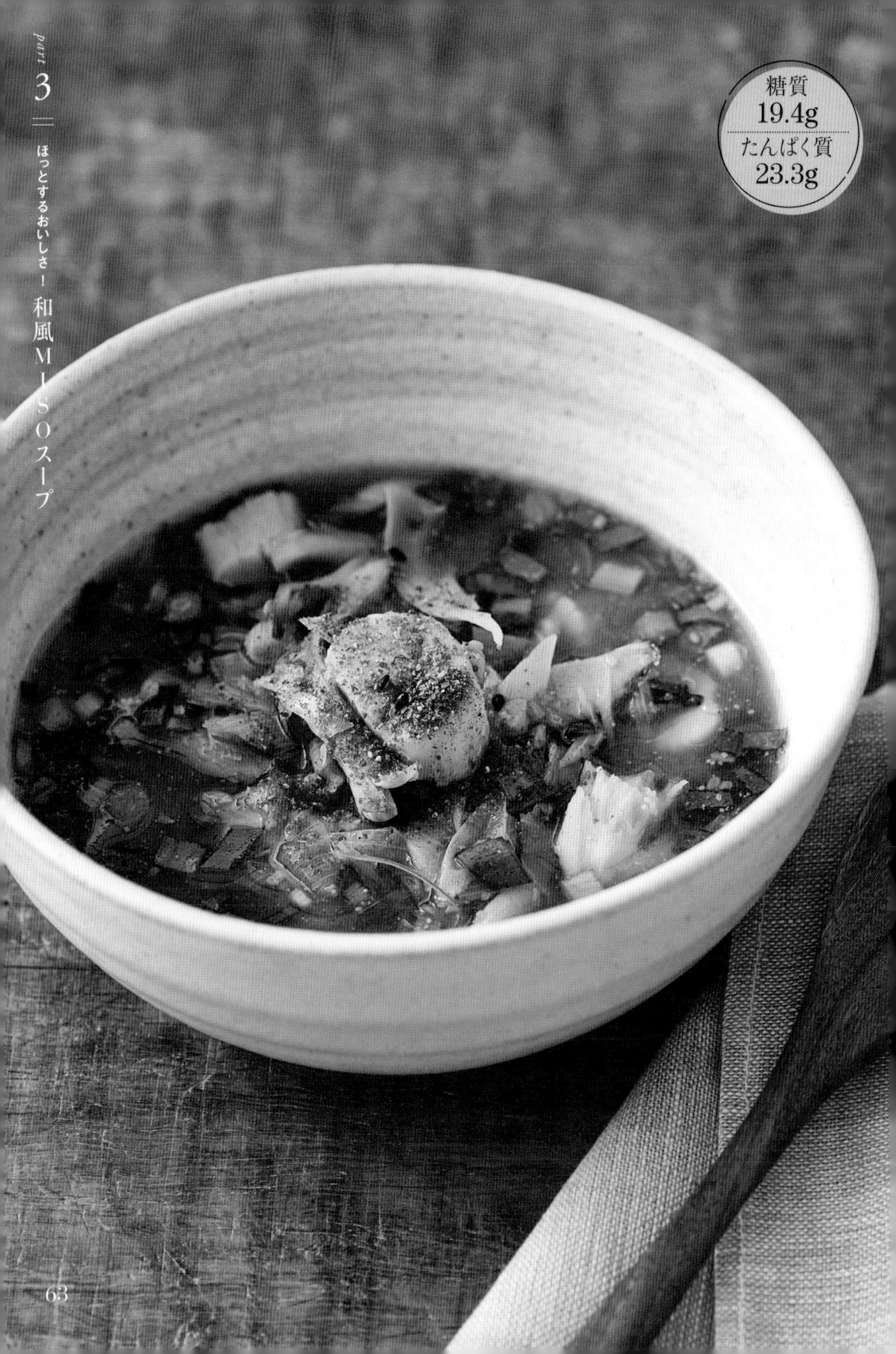

糖質
19.4g
たんぱく質
23.3g

納豆とパプリカ、たけのこの黒ごまゆずMISOスープ

いつもの納豆に飽きたらMISOスープに。ごまが香るピリ辛味で、納豆のクセもやわらぎます。
食物繊維豊富なたけのこは、水煮を使って手軽に。

材料(1人分)

納豆…1.5パック
パプリカ(赤)…40g(1/4個)
たけのこ(水煮)…40g
えのきだけ…40g

味噌…小さじ2
ゆずこしょう…小さじ1

A
かつおだし(顆粒)…小さじ1
酒…小さじ2
すりごま(黒)…大さじ1
赤唐辛子…1本(小口切りにする)
おろしにんにく(チューブ)…小さじ1
おろししょうが(チューブ)…小さじ1
水…200mℓ

作り方

1 切る

パプリカとたけのこは1cm角に切る。えのきだけは1cm長さに切る。

2 レンチン

耐熱ボウルに納豆、**1**、**A**を入れて混ぜ合わせる。ふんわりとラップをかけ、**レンジ(600W)で4分加熱**する。

3 味噌を溶く

味噌、ゆずこしょうを溶き入れて混ぜ合わせる。

point

パプリカ

抗酸化力の高いビタミンC・Eが多く、β-カロテンとともに免疫力を高め、老化や生活習慣病を予防。果肉が厚いため、ビタミンCは加熱しても壊れにくい。

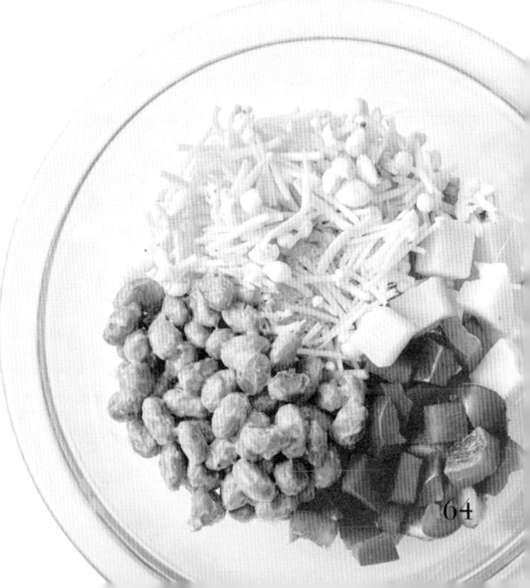

和風MISOスープ

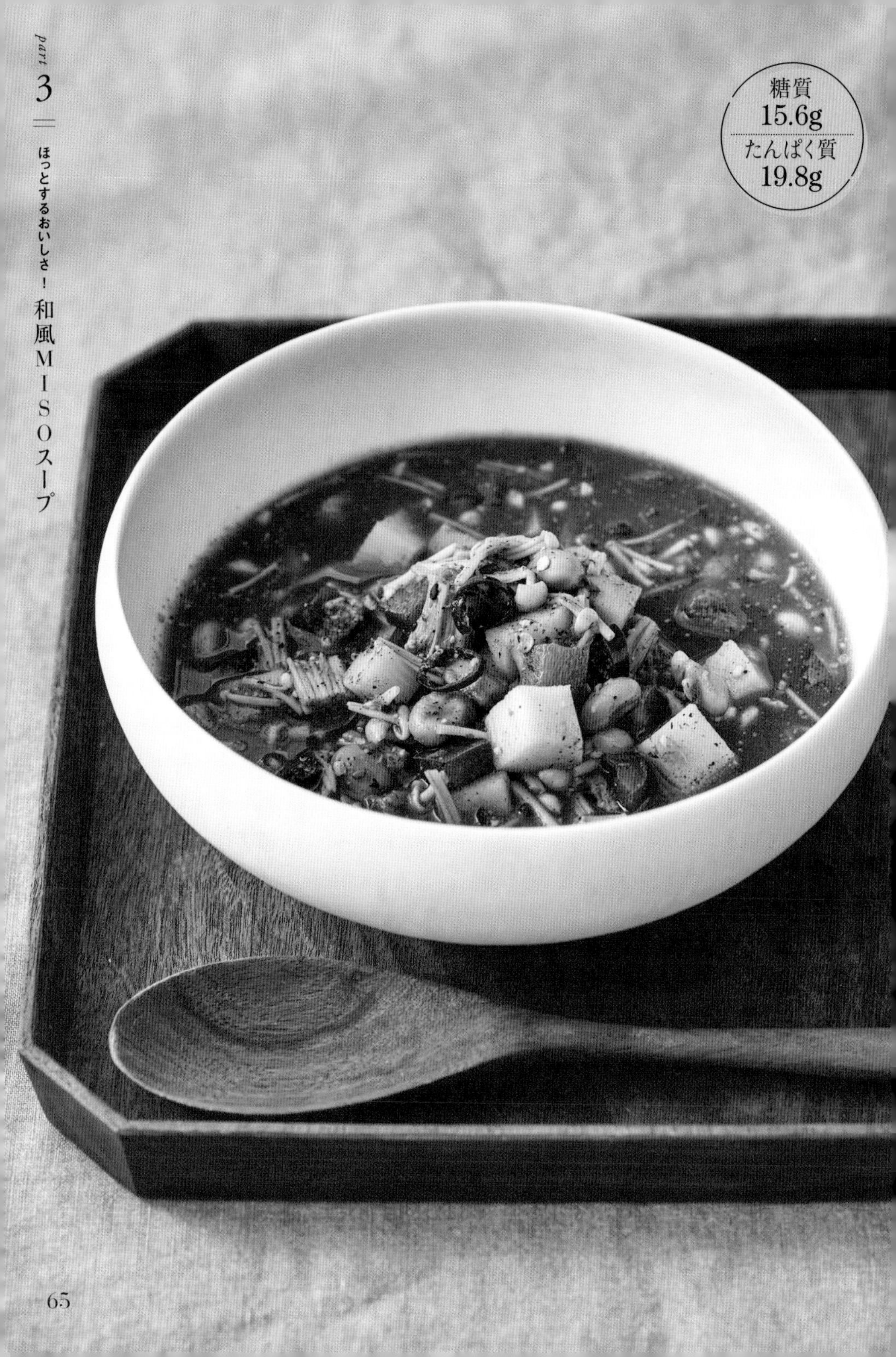

糖質
15.6g
たんぱく質
19.8g

厚揚げとねぎの梅チーズMISOスープ

まつたけに匹敵するといわれるまいたけの香りが広がり、クリーミーでいてさっぱりとしたおいしさ。梅干しとクリームチーズの相性の良さが新鮮。

材料（1人分）

厚揚げ…100g
長ねぎ…40g（½本）
まいたけ…40g
梅干し（大）…1個
クリームチーズ…30g

A
かつおだし（顆粒）…小さじ1
酒…小さじ2
おろしにんにく（チューブ）…小さじ1
おろししょうが（チューブ）…小さじ1
豆乳…100mℓ
水…100mℓ

味噌…小さじ2
小ねぎ…少量

作り方

1 切る

厚揚げは1cm幅に切る。長ねぎは斜め薄切りにする。まいたけは細くほぐす。梅干しは種を取り、包丁でたたく。

2 レンチン

耐熱ボウルに**1**、クリームチーズ、**A**を入れて混ぜ合わせる。ふんわりとラップをかけ、**レンジ（600W）で4分加熱**する。

3 味噌を溶く

味噌を溶き入れて混ぜ合わせる。器に注ぎ、みじん切りにした小ねぎをのせる。

point

クリームチーズ

ビタミンA（β-カロテン）・E・K・B_2などのビタミン類や、骨や歯を形成するカルシウム、亜鉛などのミネラルも豊富。脂質は高めなので食べ過ぎに注意。

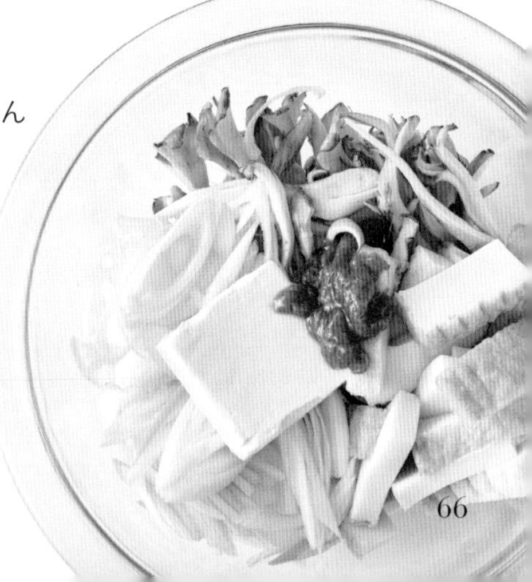

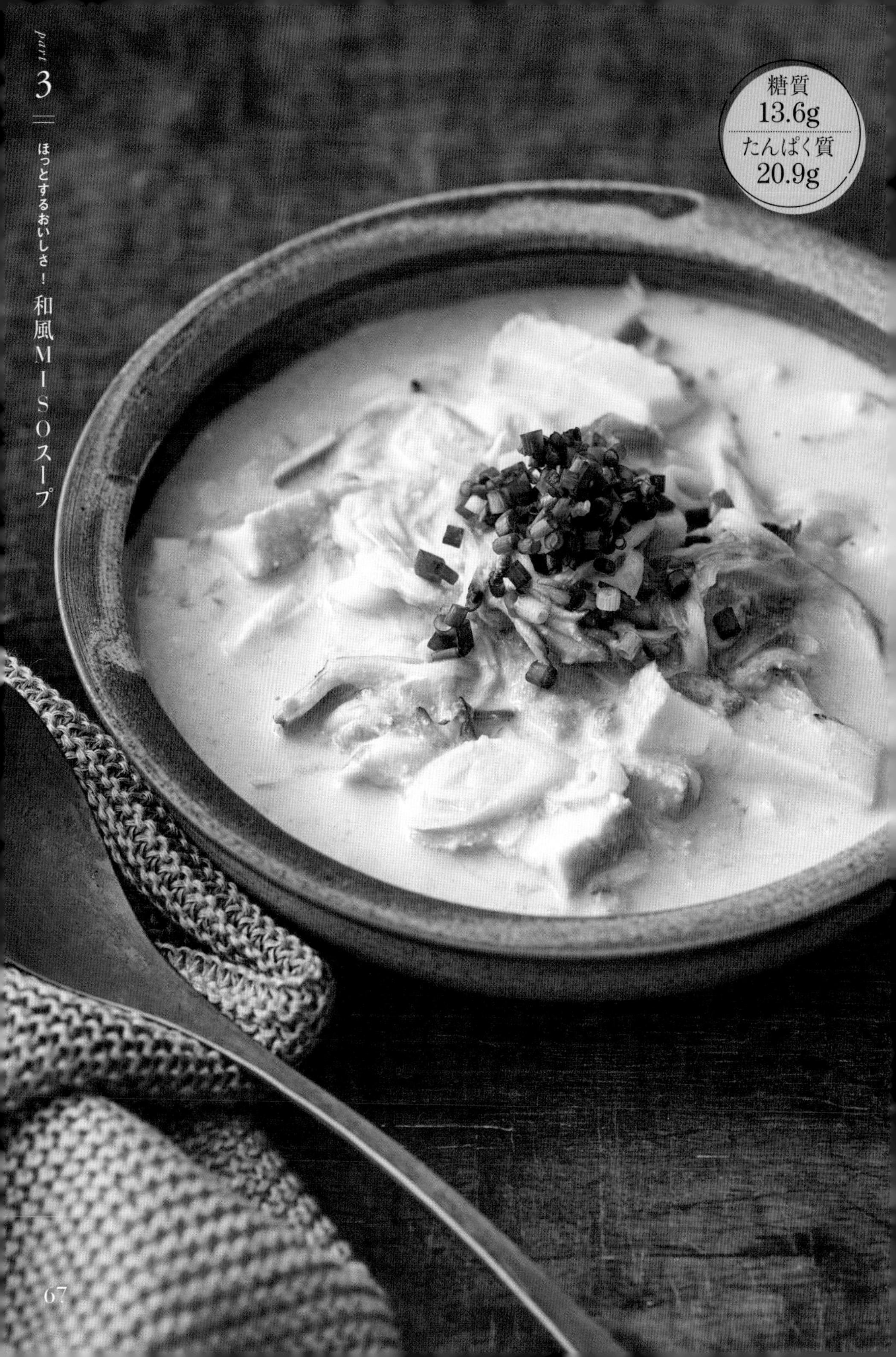

糖質
13.6g
たんぱく質
20.9g

豆といんげんの海苔MISOスープ

とろけた焼き海苔をまとった大豆やいんげんが絶妙においしい。玉ねぎの水溶性食物繊維も、MISOスープにすればしっかりとれます。

材料（1人分）

大豆（水煮）…70g
いんげん…40g（5〜6本）
玉ねぎ…40g（小1/4個）
マッシュルーム（ブラウン）…40g（4個）
桜えび…大さじ2
焼き海苔（全形）…1枚

A
かつおだし（顆粒）…小さじ1
酒…小さじ2
酢…大さじ1
粉チーズ…大さじ1
赤唐辛子…1本（小口切りにする）
おろしにんにく（チューブ）…小さじ1
おろししょうが（チューブ）…小さじ1
水…200mℓ

味噌…小さじ2

作り方

1 切る

いんげんは小口切りにする。玉ねぎは薄切りにする。マッシュルームは薄切りにする。海苔はちぎる。

2 レンチン

耐熱ボウルに大豆、**1**、桜えび、**A**を入れて混ぜ合わせる。ふんわりとラップをかけ、**レンジ（600W）で4分加熱**する。

3 味噌を溶く

味噌を溶き入れて混ぜ合わせる。

point

桜えび

強力な抗酸化作用のあるアスタキサンチンが豊富。良質なDHA・EPAを含み、干しえびになると、含まれるカルシウムは牛乳の6倍になるともいわれる。

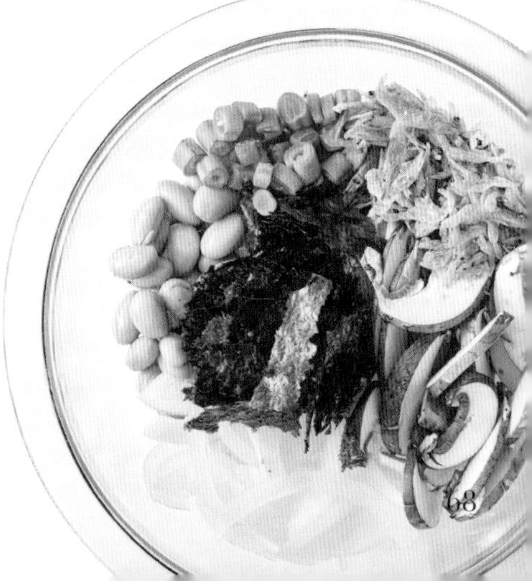

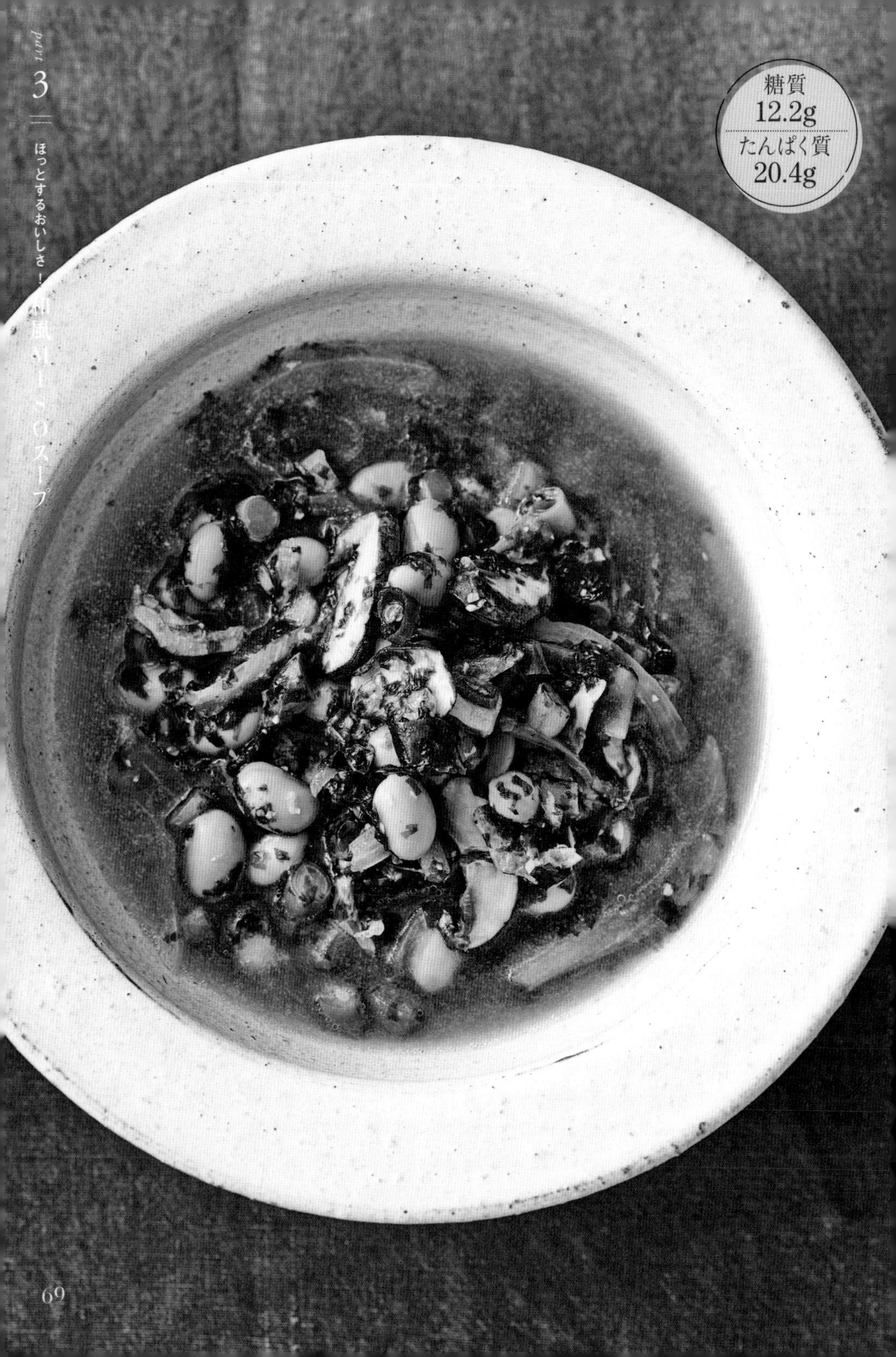

糖質
12.2g
たんぱく質
20.4g

焼きさばとトマトと梅の酒粕MISOスープ

市販の焼きさばをたっぷり使った、1杯で満足度大の
主役MISOスープ。魚、野菜、きのこを、
酒粕と味噌がまろやかにまとめてくれます。

材料（1人分）

焼きさば…70g
ミニトマト…5個
玉ねぎ…40g（小1/4個）
まいたけ…40g
梅干し（大）…1個

A
かつおだし（顆粒）…小さじ1
酒…小さじ2
すりごま（黒）…大さじ1
おろしにんにく（チューブ）…小さじ1
おろししょうが（チューブ）…小さじ1
水…200mℓ

味噌…小さじ1½
酒粕…小さじ2
にら…少量
梅干し…好みで

作り方

1 切る

焼きさばは食べやすい大きさにほぐす。ミニトマトは縦半分に切る。玉ねぎは粗みじんに切る。まいたけは手で細くさく。梅干しは種を取り、包丁でたたく。

2 レンチン

耐熱ボウルに**1**、**A**を入れて混ぜ合わせる。ふんわりとラップをかけ、**レンジ（600W）で4分加熱**する。

3 味噌を溶く

味噌、酒粕を溶き入れて混ぜ合わせる。器に注ぎ、みじん切りにしたにらを散らし、好みで種を取った梅干しをのせる。

point

まいたけ

食物繊維の一種β-グルカンが豊富で、きのこ類の中でも免疫力を向上させる作用が高い。カルシウムの吸収を助け、骨や歯を丈夫にするビタミンDも豊富。

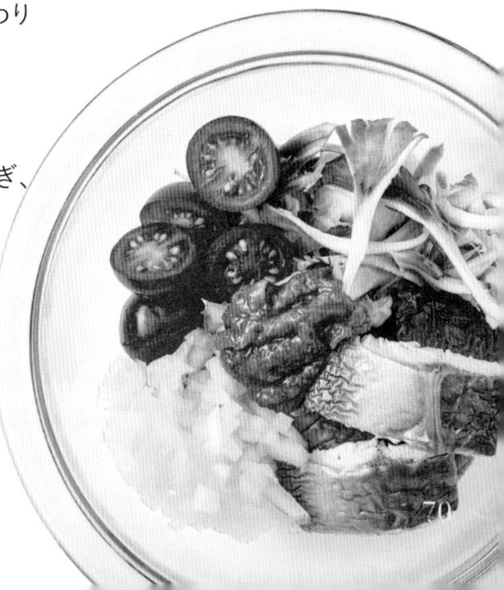

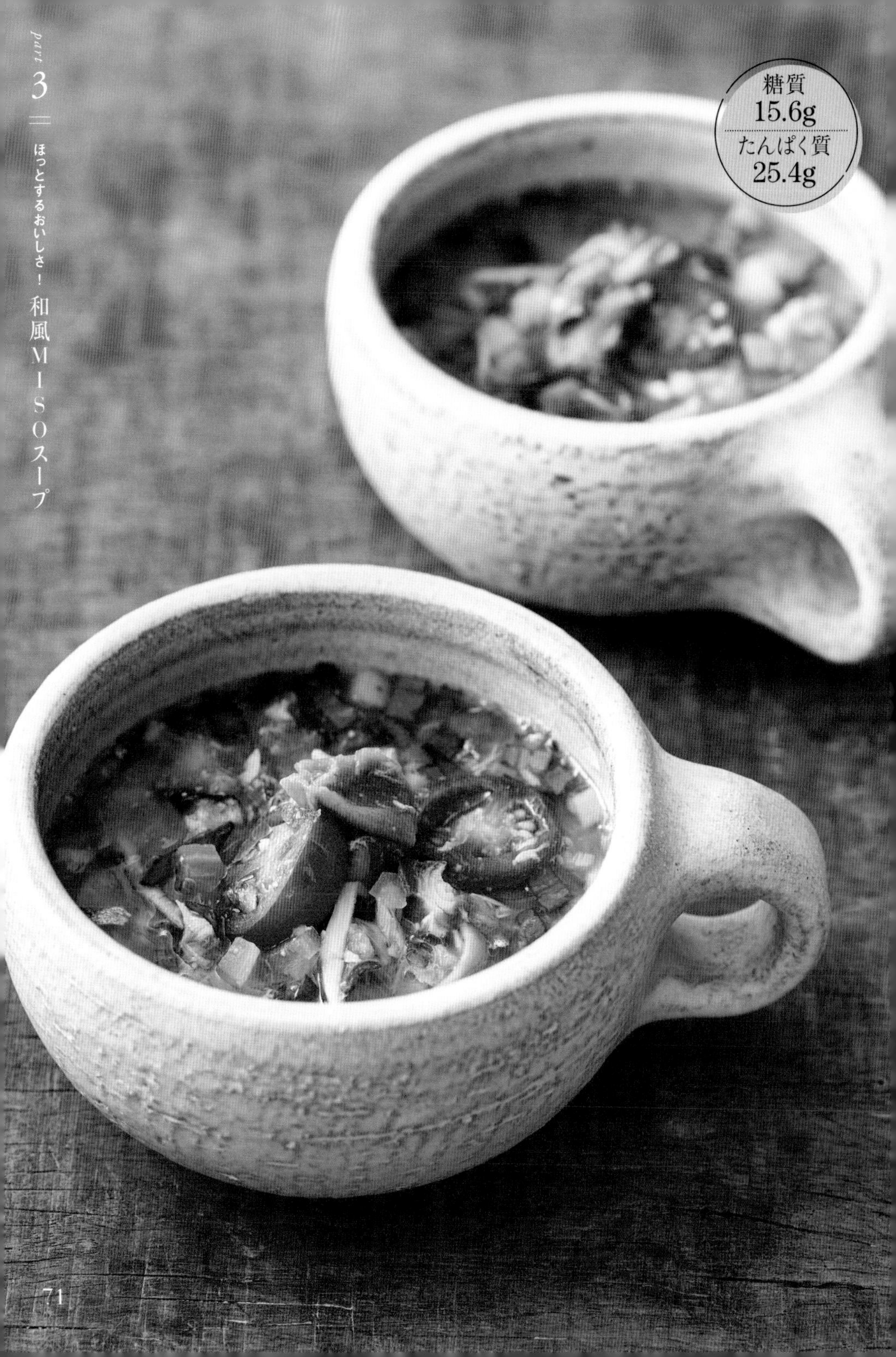

糖質
15.6g

たんぱく質
25.4g

鮭フレークとひじきの酒粕MISOスープ

ひじきのカルシウムは牛乳の12倍、食物繊維は
ごぼうの7倍と、使わない手はないヘルシー食材。
鮭フレークの塩気とレモンで、後味はさっぱり。

材料（1人分）

鮭フレーク…50g
ひじき…30g
長ねぎ…40g（½本）
しめじ…40g

A
かつおだし（顆粒）…小さじ1
酒…小さじ2
すりごま（白）…大さじ1
おろしにんにく（チューブ）…小さじ1
おろししょうが（チューブ）…小さじ1
水…200mℓ

味噌…小さじ1
酒粕…小さじ2
レモン汁…¼個分

作り方

1 切る

ひじきは戻しておく。長ねぎは斜めに薄切りにする。
しめじはほぐし、2cm長さに切る。

2 レンチン

耐熱ボウルに鮭フレーク、**1**、**A**を入れて混ぜ合わせる。ふんわりとラップをかけ、**レンジ（600W）で4分加熱**する。

3 味噌を溶く

味噌、酒粕を溶き入れ、レモン汁を加えて混ぜ合わせる。

point

長ねぎ

硫化アリルが血行を促進して体を温める。白い部分に含まれるネギオールには殺菌作用があり、青い部分に含まれるβ-カロテンは皮膚や髪を健康に保つ。

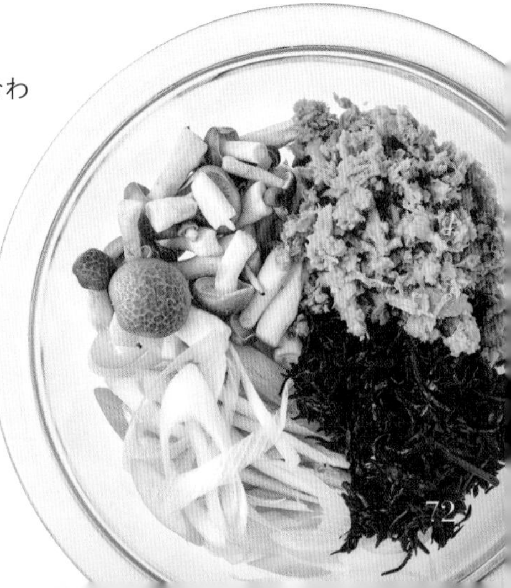

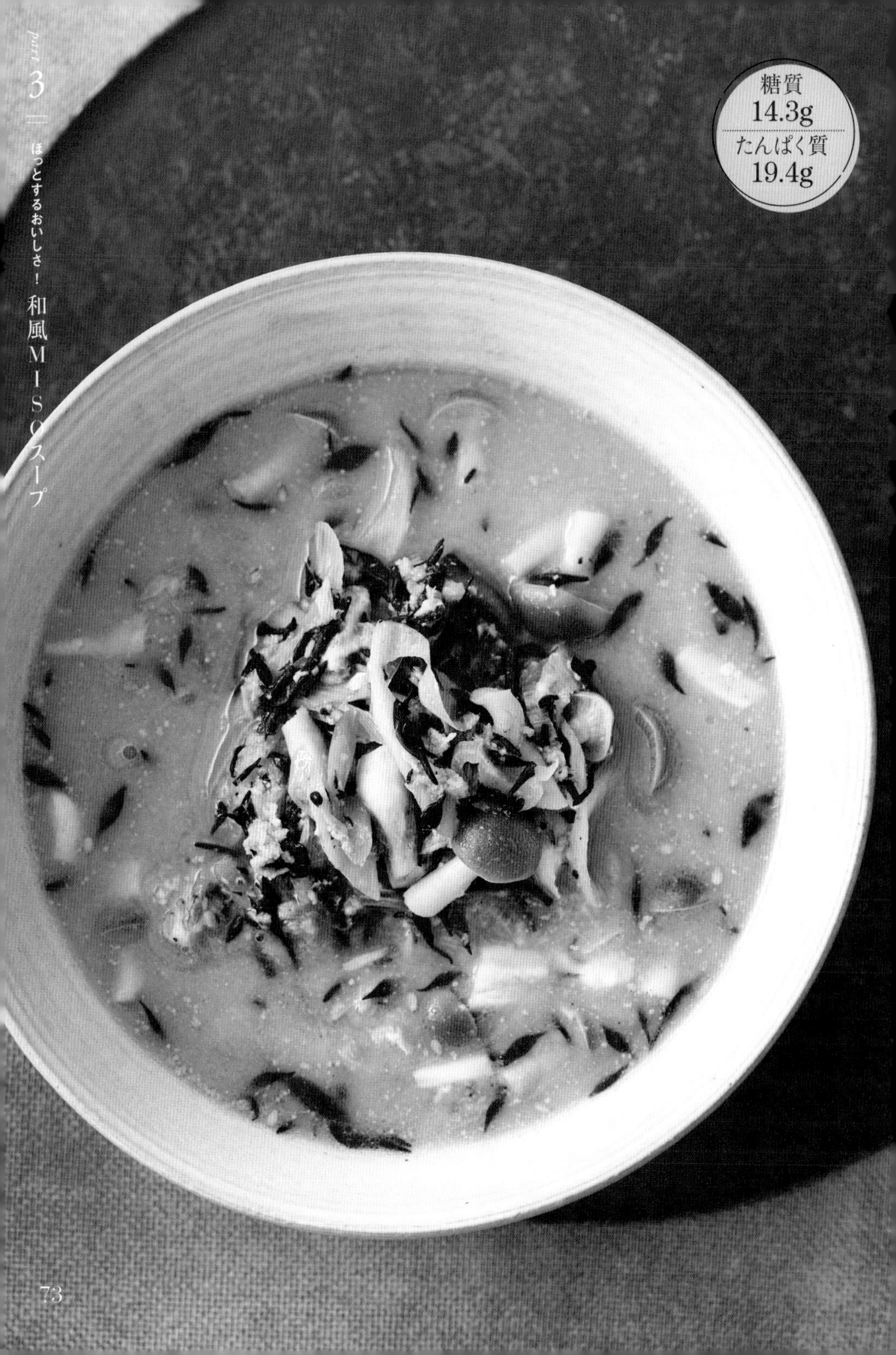

糖質
14.3g
たんぱく質
19.4g

かぶとじゃこの甘酒梅MISOスープ

ちりめんじゃこの豊富なカルシウムは、梅干しととると吸収率がアップ。かぶの甘さ、しいたけの旨味、梅干しの酸味で、さっぱり食べられます。

材料（1人分）

ちりめんじゃこ…25g
かぶ（根と葉）…各40g
しいたけ…40g（2～3個）
梅干し（大）…1個

A
かつおだし（顆粒）…小さじ1
酒…小さじ2
おろしにんにく（チューブ）…小さじ1
おろししょうが（チューブ）…小さじ1
甘酒…50mℓ
水…150mℓ

味噌…小さじ1½
梅干し…好みで

作り方

1 切る

かぶの根はいちょう切りに、葉は粗みじんに切る。しいたけは石づきを取って5mm幅に切る。梅干しは種を取り、包丁でたたく。

2 レンチン

耐熱ボウルにちりめんじゃこ、**1**、**A**を入れて混ぜ合わせる。ふんわりとラップをかけ、**レンジ**（600W）**で4分加熱**する。

3 味噌を溶く

味噌を溶き入れて混ぜ合わせる。器に注ぎ、好みで種を取った梅干しをのせる。

point

かぶ

消化酵素のアミラーゼを豊富に含み、整腸作用が高い。利尿効果のあるカリウムが多く、気になるむくみを改善。葉にはビタミンCが豊富。

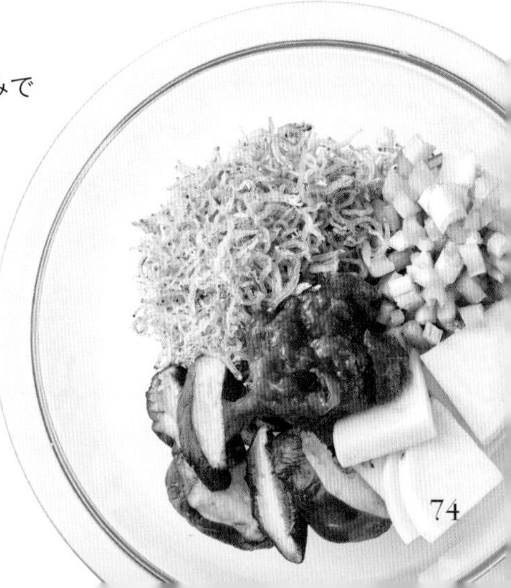

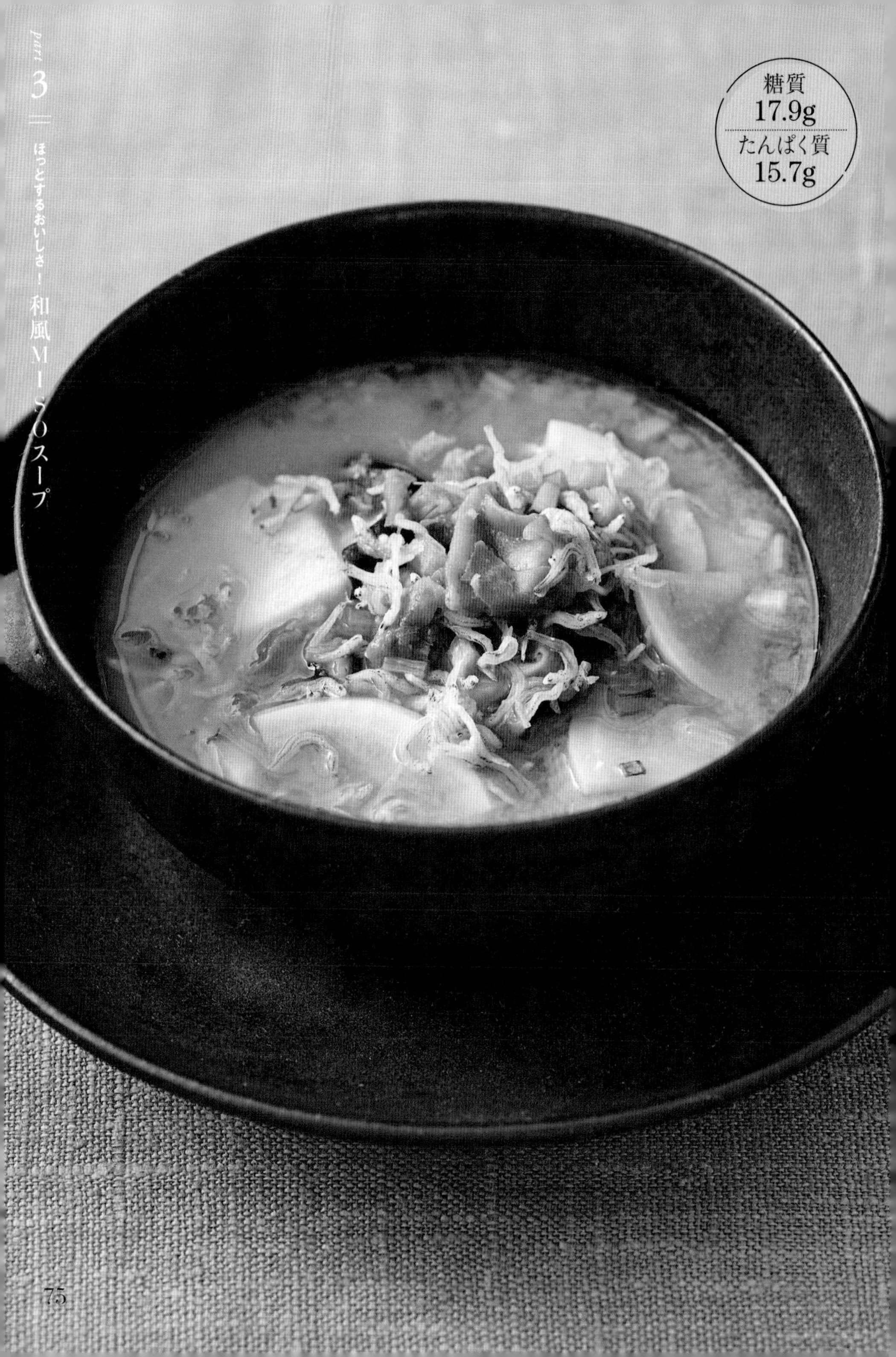

糖質
17.9g
たんぱく質
15.7g

part

4

旨味いっぱいで食欲そそる!!

エスニック MISOスープ

キムチや豆板醤を使ってピリ辛味にしたり、
ナンプラーで旨味を重ねたり、ココナッツミルク仕立てにしたり。
ちょっとしたエスニックアレンジで味にメリハリが出て、
旅している気分で楽しめる、旨味たっぷりのMISOスープ。
どんな食材や調味料も受け入れる、味噌の懐の深さたるや。
暑い夏も寒い冬も体に寄り添い、元気を導いてくれるレシピです。

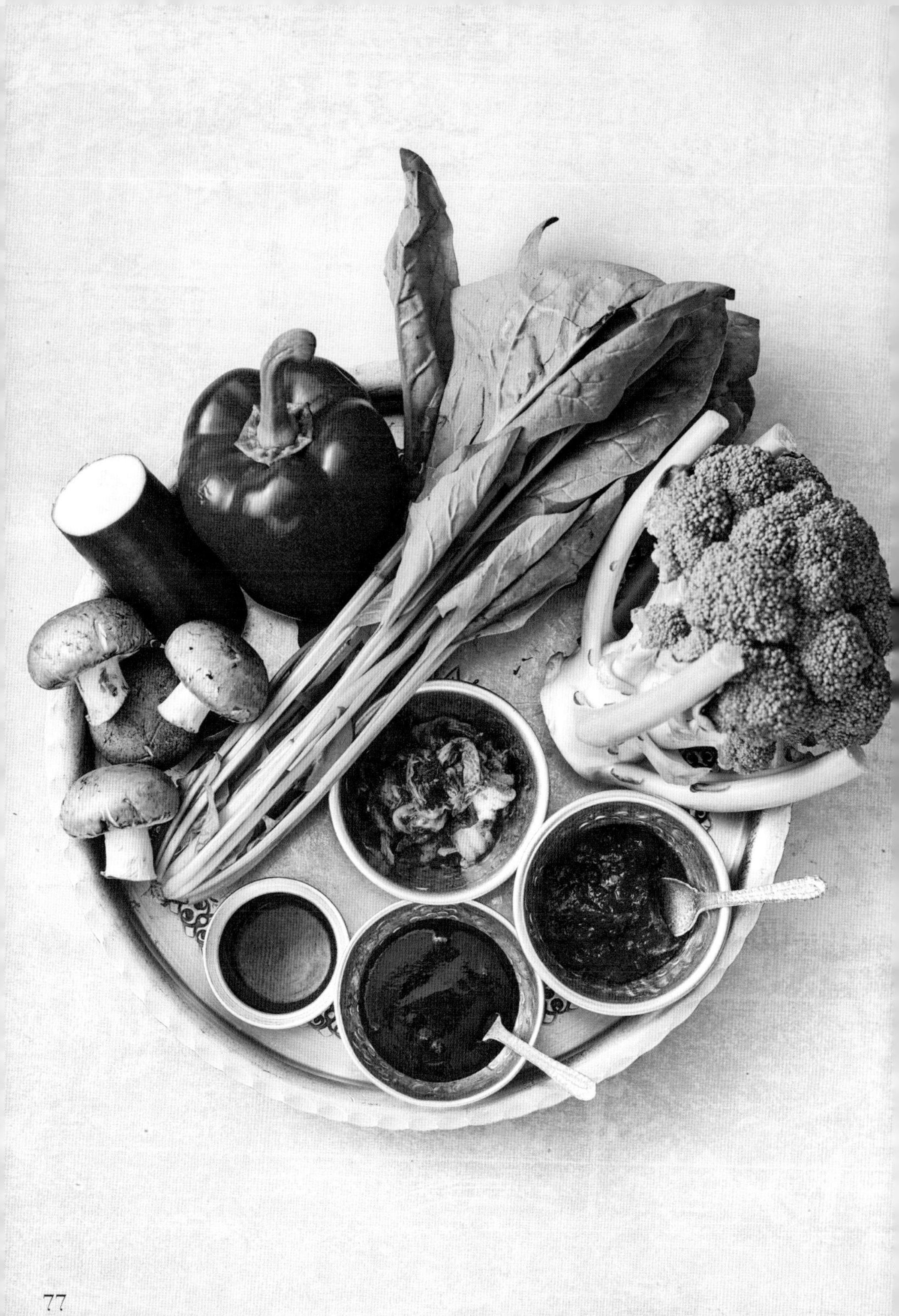

厚揚げとパプリカ、アスパラガスの豆乳MISOスープ

ひとさじのナンプラーで、旨味がぐっとふくらみます。加熱することで独特の風味もまろやかに。ココナッツオイルでコクもアップ。

材料（1人分）

厚揚げ…100g
パプリカ（黄）…40g（¼個）
アスパラガス…40g（2本）
マッシュルーム（ブラウン）…40g（4個）
クコの実…15粒

A
- 鶏がらスープの素…小さじ1½
- ナンプラー…小さじ1
- 酒…小さじ2
- おろしにんにく（チューブ）…小さじ1
- おろししょうが（チューブ）…小さじ1
- ココナッツオイル…小さじ½
- 豆乳…150mℓ
- 水…50mℓ

味噌…小さじ1

作り方

1 切る
厚揚げは1cm角に切る。パプリカは3cm長さの細切りにする。アスパラガスは3cm長さの斜め切りにする。マッシュルームは薄切りにする。

2 レンチン
耐熱ボウルに**1**、クコの実、**A**を入れて混ぜ合わせる。ふんわりとラップをかけ、**レンジ（600W）で4分加熱**する。

3 味噌を溶く
味噌を溶き入れて混ぜ合わせる。

point

アスパラガス

アスパラギン酸が新陳代謝を促し、美肌や疲労回復効果が期待できる。抗酸化作用のあるルチンはエイジングケアにも。妊婦さんに必須の葉酸も豊富。

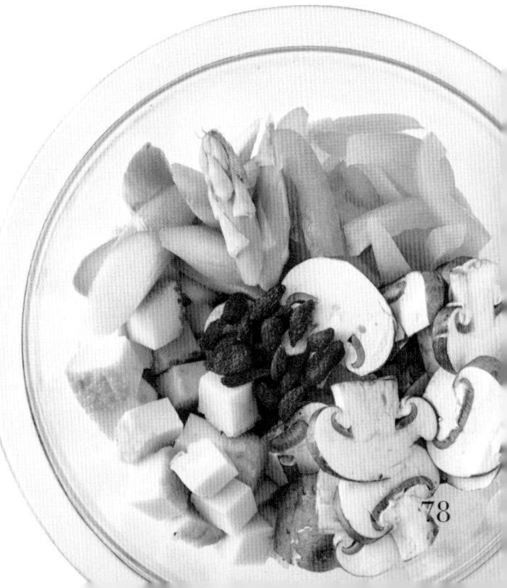

旨味いっぱいで食欲そそる!! エスニックMISOスープ

糖質
15.4g
たんぱく質
21.1g

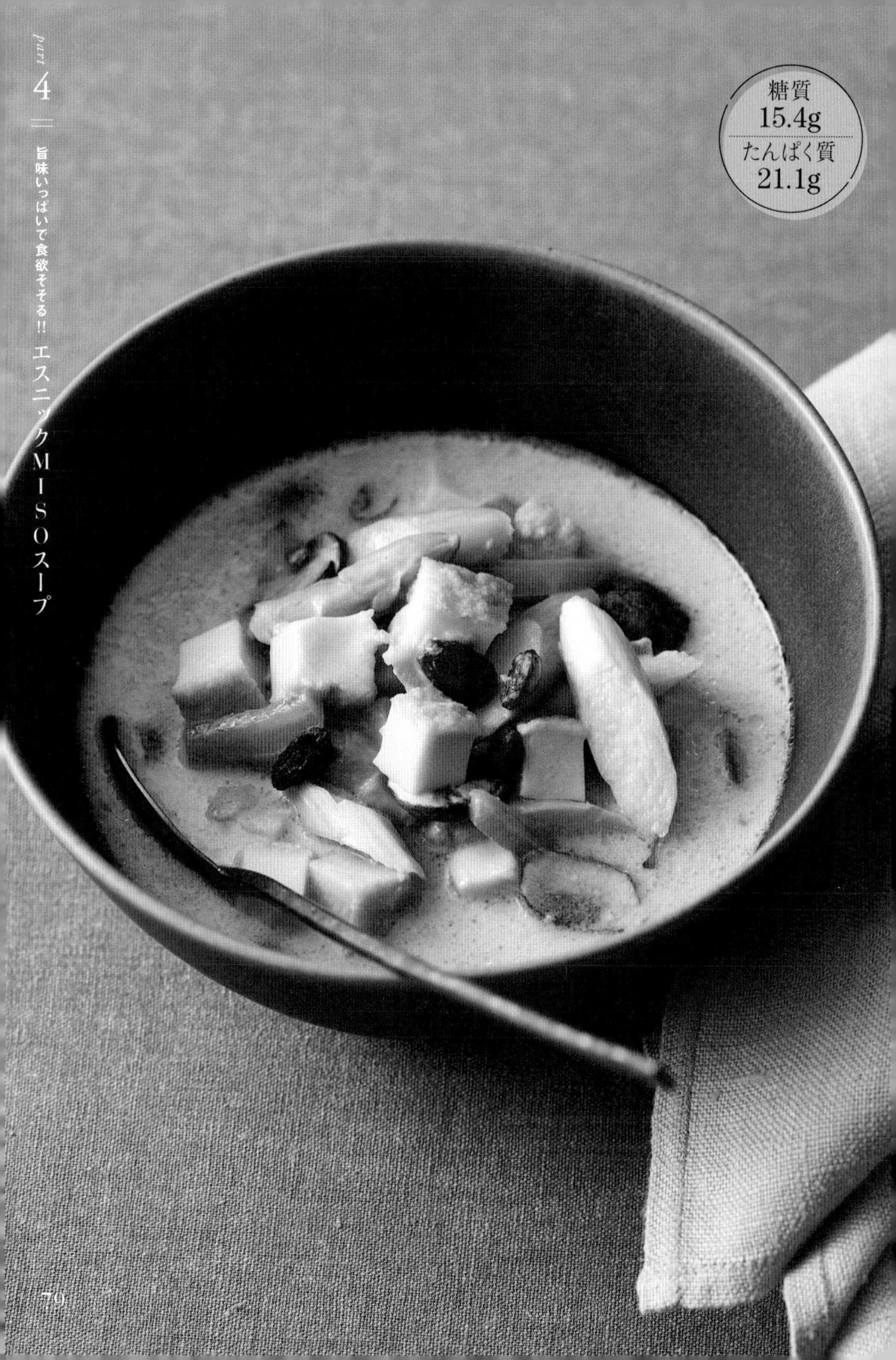

油揚げとしめじの
すっぱ辛いMISOスープ

豆板醤+酢のすっぱ辛さがクセに。大豆特有の
栄養素が豊富な油揚げの、じゅわっとしたおいしさも
最高。寒い日に体を温めてくれるレシピです。

材料（1人分）

油揚げ…70g
しめじ…40g
にんじん…40g（¼本）
長ねぎ（青い部分）…40g

味噌…小さじ1
一味唐辛子…好みで

A
鶏がらスープの素…小さじ1½
豆板醤…小さじ1
酒…小さじ2
酢…小さじ2
おろしにんにく（チューブ）…小さじ1
おろししょうが（チューブ）…小さじ1
水…200mℓ

作り方

1 切る
油揚げは3cm長さの細切りにする。にんじん、長ねぎは3cm長さのせん切りにする。しめじはほぐす。

2 レンチン
耐熱ボウルに**1**、**A**を入れて混ぜ合わせる。ふんわりとラップをかけ、**レンジ**（600W）**で4分加熱**する。

3 味噌を溶く
味噌を溶き入れて混ぜ合わせる。器に注ぎ、好みで一味唐辛子をふる。

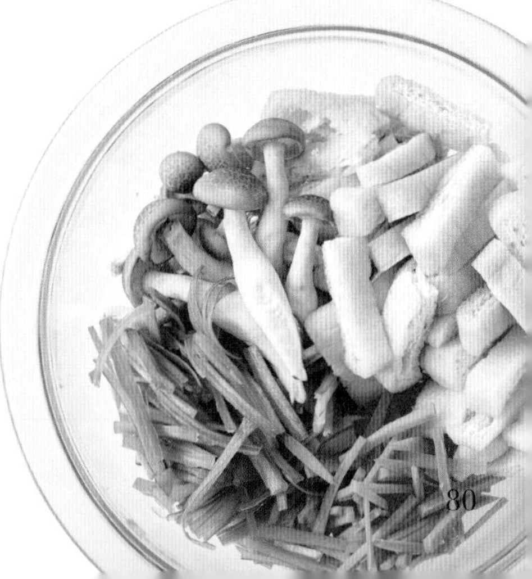

point

“
にんじん
抗酸化作用があり、体内でビタミンAに変化するβ-カロテンが豊富。皮膚や粘膜を強化して免疫力を高め、細胞の老化を予防。カリウムがむくみを予防。
”

旨味いっぱいで食欲そそる!!

エスニックMISOスープ

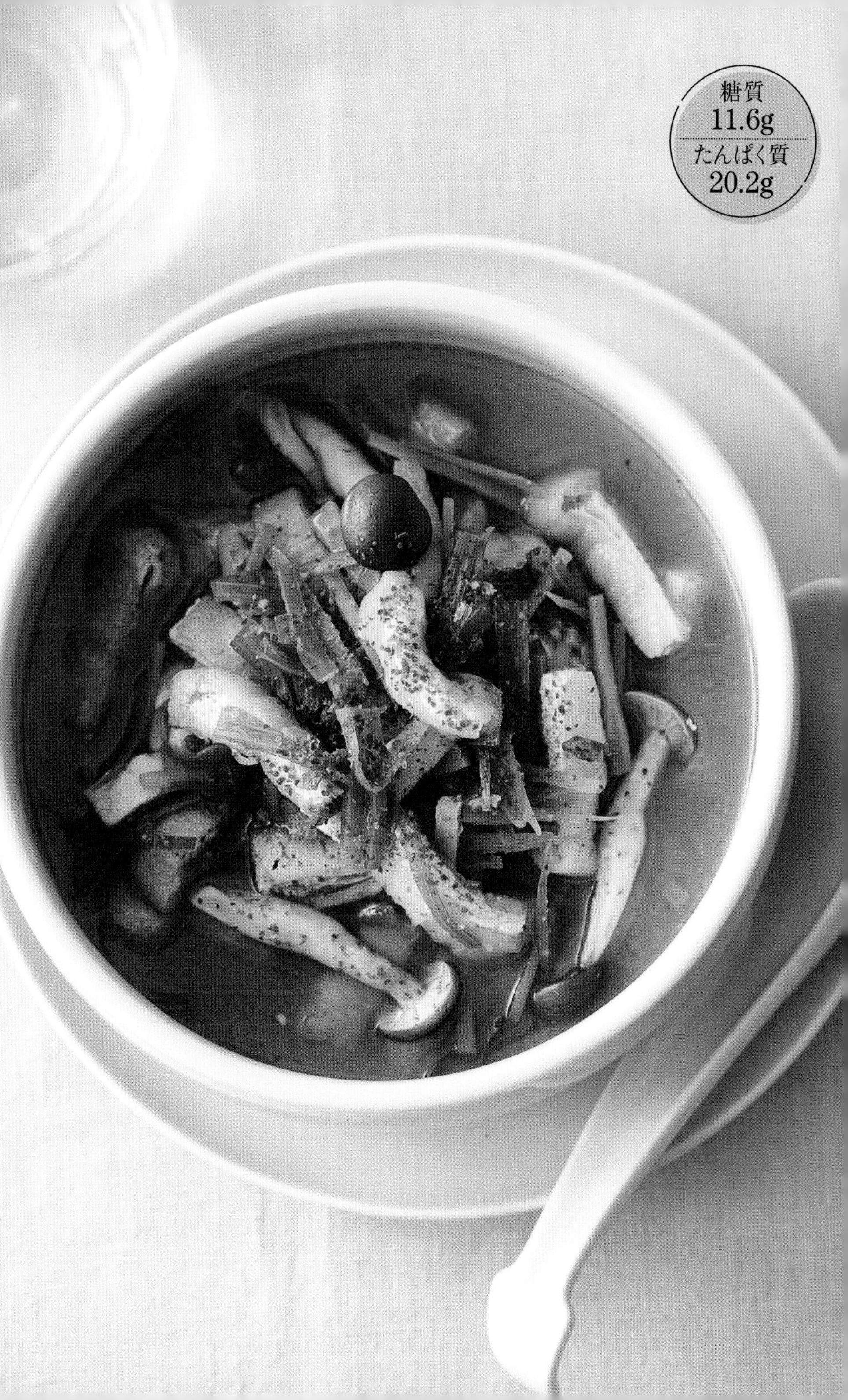

サラダチキンでタイ風 ココナッツMISOスープ

ココナッツミルクで作るMISOスープは、
まろやかで優しいおいしさ。時短料理の味方・
サラダチキンで手軽にたんぱく質を補給！

材料（1人分）

サラダチキン…100g
パプリカ（赤）…40g（1/4個）
いんげん…40g（5〜6本）
しめじ…40g

A
鶏がらスープの素…小さじ1
酒…小さじ2
おろしにんにく（チューブ）…小さじ1
EXVオリーブオイル…少量
ココナッツミルク…150mℓ
水…50mℓ

味噌…小さじ2
レモン汁…1/4個分

作り方

1 切る

サラダチキンは食べやすい大きさにほぐす。パプリカは3cm長さの細切りにする。いんげんは3cm長さの斜め切りにする。しめじはほぐす。

2 レンチン

耐熱ボウルに**1**、**A**を入れて混ぜ合わせる。ふんわりとラップをかけ、**レンジ（600W）で4分加熱**する。

3 味噌を溶く

味噌を溶き入れ、レモン汁を加えて混ぜ合わせる。

point

ココナッツミルク

主な栄養である脂質のラウリン酸は、脂肪として蓄積されにくい中鎖脂肪酸が多く、ダイエットにも効果的。マグネシウム、鉄などミネラルも豊富。

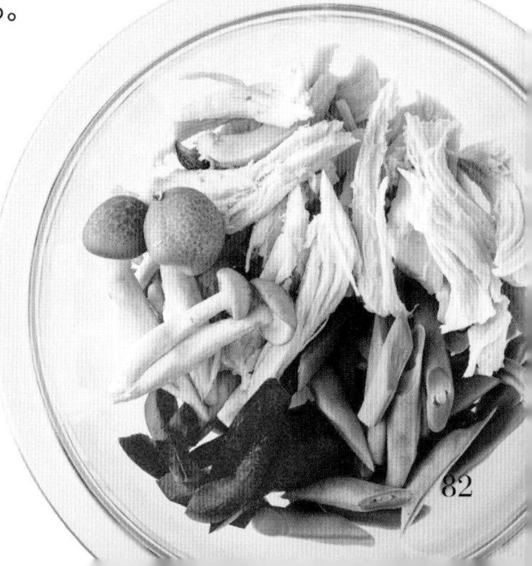

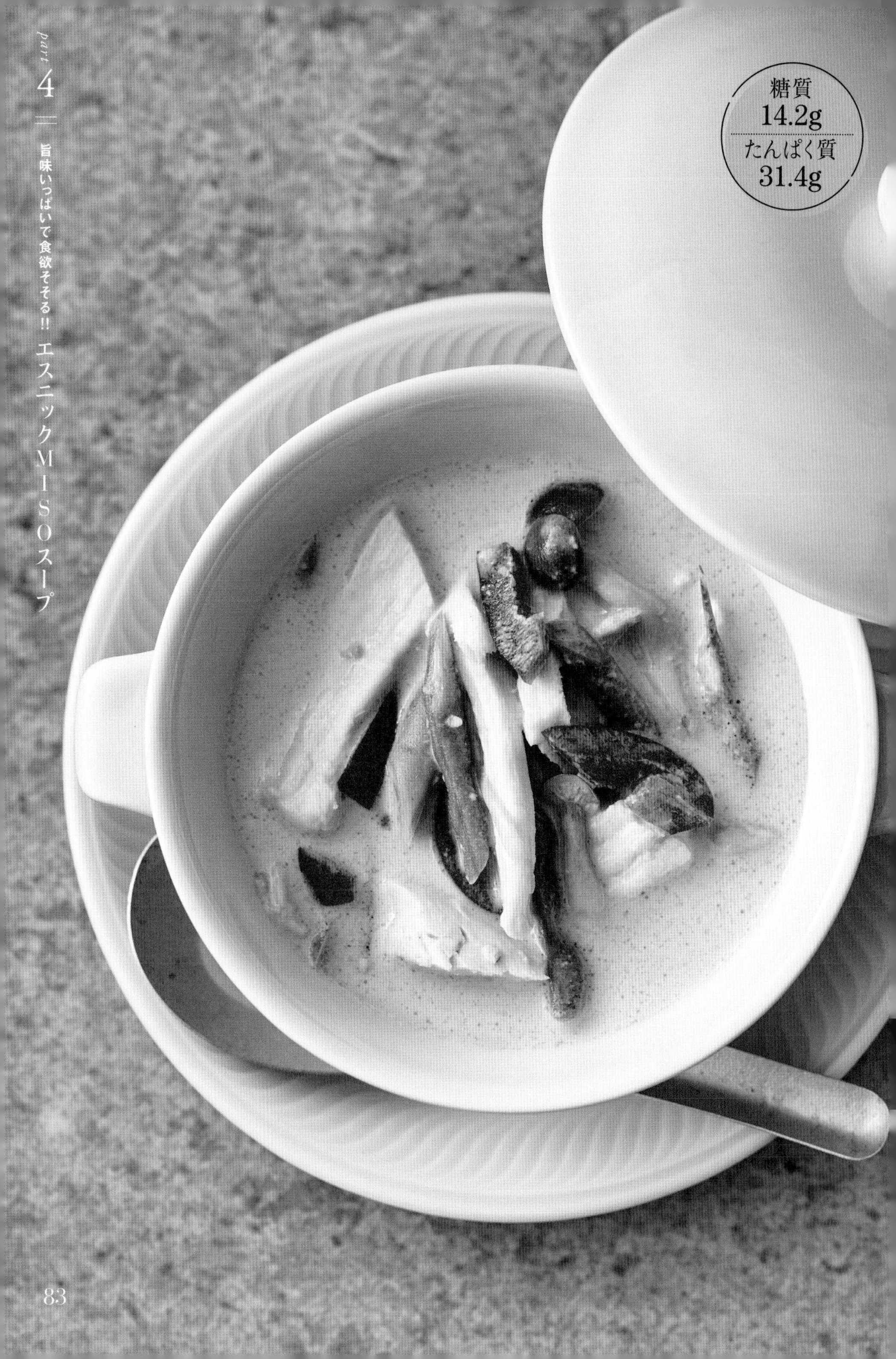

旨味いっぱいで食欲そそる!!

エスニックMISOスープ

糖質
14.2g
たんぱく質
31.4g

ツナとマッシュルームの チリココナッツMISOスープ

ココナッツミルクとチリパウダー、甘さとスパイシーな味のせめぎ合いがクセに。ツナは、栄養や旨味が溶けた汁ごと使えるノンオイルタイプを。

材料（1人分）

ツナ（ノンオイル）…70g（1缶）
マッシュルーム（ブラウン）…40g（4個）
ピーマン…70g（2個）
ブロッコリー…30g（2〜3房）

A
鶏がらスープの素…小さじ1½
チリパウダー…小さじ1
酒…小さじ2
おろしにんにく（チューブ）…小さじ1
EXVオリーブオイル…少量
ココナッツミルク…150mℓ
水…50mℓ

味噌…小さじ2
チリパウダー…好みで

作り方

1 切る

マッシュルームは縦4等分に切る。ピーマンは細切りにする。ブロッコリーは食べやすい大きさに切る。

2 レンチン

耐熱ボウルにツナ（汁ごと）、**1**、**A**を入れて混ぜ合わせる。ふんわりとラップをかけ、**レンジ（600W）で4分加熱**する。

3 味噌を溶く

味噌を溶き入れて混ぜ合わせる。器に注ぎ、好みでチリパウダーをふる。

point

ツナ

DHA・EPAが豊富な高たんぱく食材。オメガ6（n-6）脂肪酸であるリノール酸の働きで中性脂肪を減らす。スープに使うなら水煮（ノンオイル）がおすすめ。

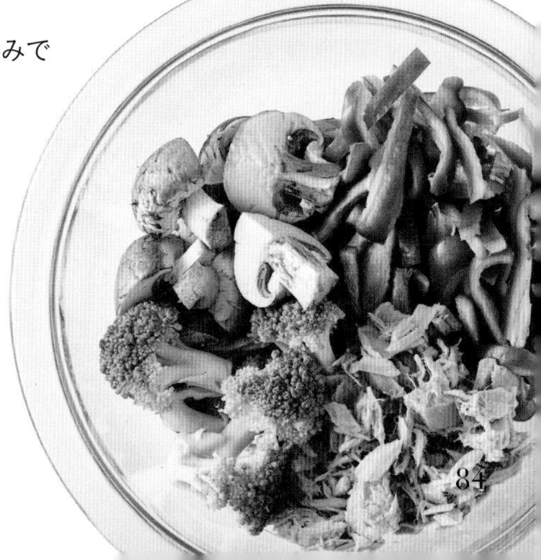

エスニックMISOスープ

糖質
14.1g
たんぱく質
20.1g

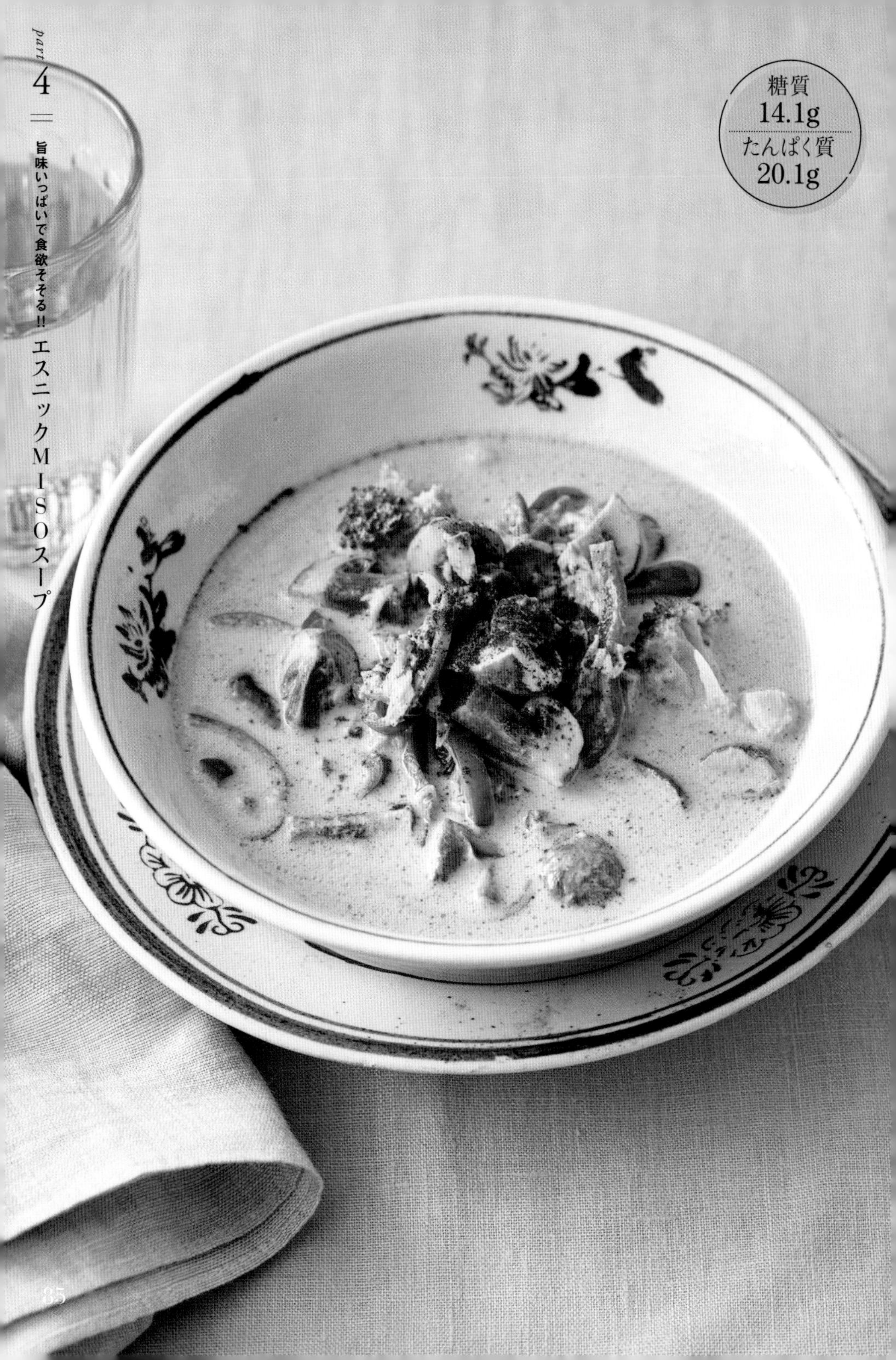

ほたてとセロリ、パプリカの さっぱりMISOスープ

たんぱくな味のほたては、どんな味付けにも
寄り添ってくれる食材。セロリとレモンの香味で、
暑い日でもさっぱりと飲める、クリアな味。

材料（1人分）

ほたて（刺身用）…100g
セロリ（茎）…40g（½本）
パプリカ（赤）…40g（¼個）
エリンギ…40g（1本）

A
- 鶏がらスープの素…小さじ1½
- ナンプラー…小さじ1
- 酒…小さじ2
- すりごま（白）…大さじ1
- おろしにんにく（チューブ）…小さじ1
- おろししょうが（チューブ）…小さじ1
- ココナッツオイル…小さじ1
- 水…200㎖

味噌…小さじ1
レモン汁…¼個分
小ねぎ…適量

作り方

1 切る

セロリ、パプリカ、エリンギは1cm角に切る。

2 レンチン

耐熱ボウルにほたて、**1**、**A**を入れて混ぜ合わせる。
ふんわりとラップをかけ、**レンジ（600W）で4分加熱**する。

3 味噌を溶く

味噌を溶き入れ、レモン汁を加えて混ぜ合わせる。
器に注ぎ、みじん切りにした小ねぎを散らす。

point

ほたて

疲労回復効果が期待できるタウリンが豊富で、含有量は魚介でもトップクラス。悪玉コレステロールを減らす効果も。睡眠の質を高めるグリシンも豊富。

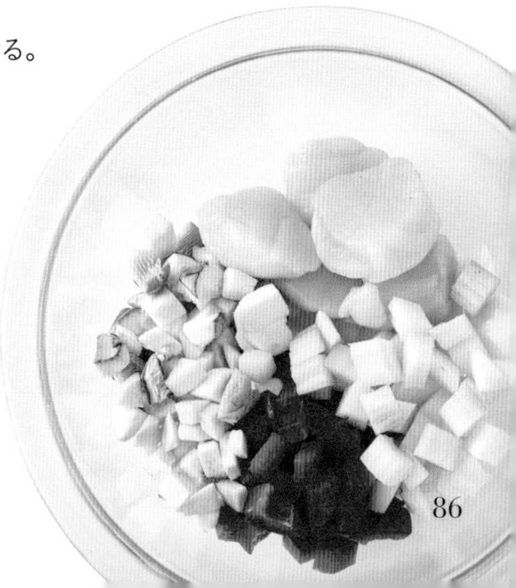

旨味いっぱいで食欲そそる!! エスニックMISOスープ

糖質
14.9g
たんぱく質
22.5g

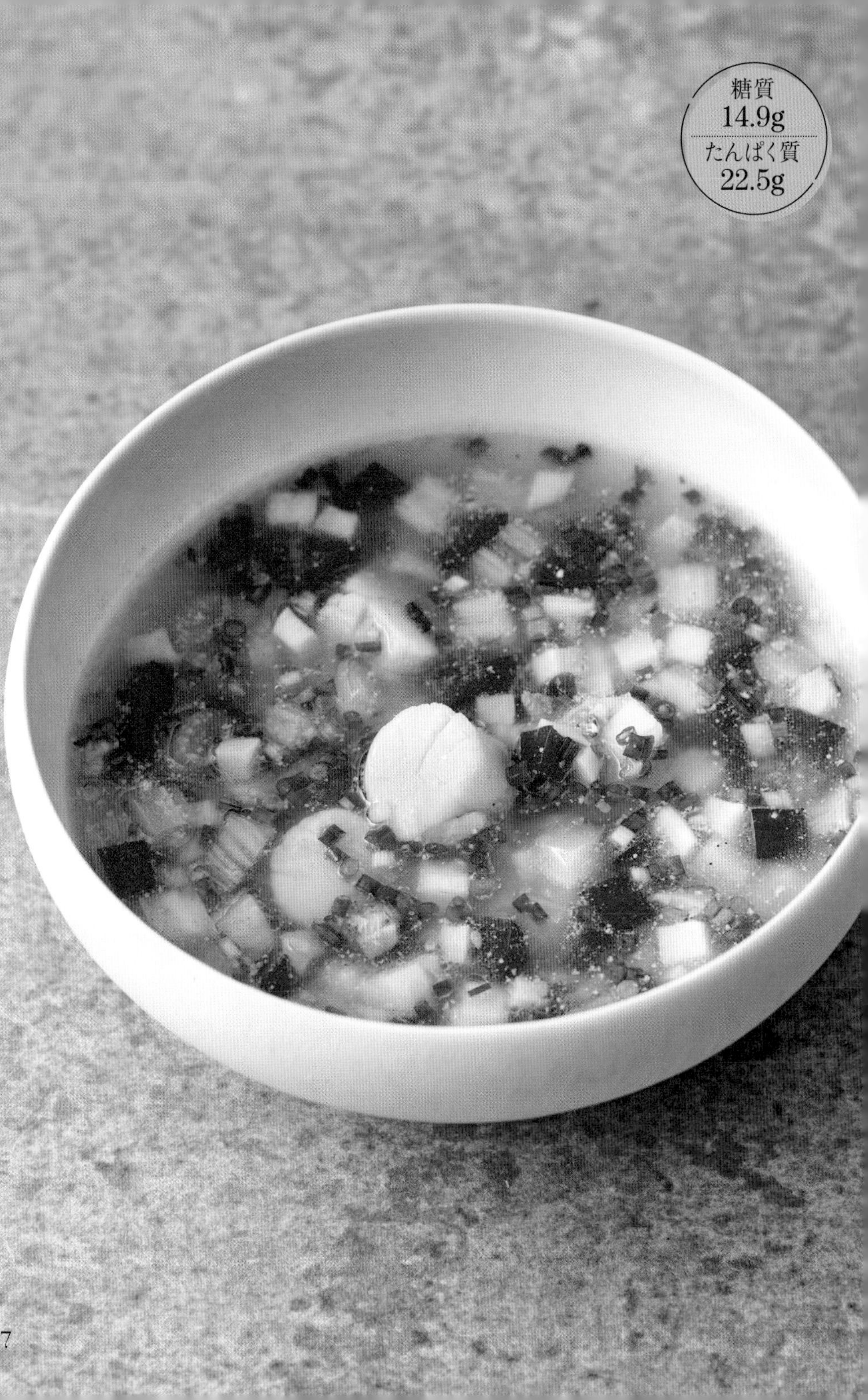

豆のコチュジャンMISOチーズスープ

韓国の味噌・コチュジャンを使ったウマ辛レシピ。
粉チーズを加えることで辛すぎず、程よくマイルドに。
豆の素朴なおいしさを引き立てます。

材料(1人分)

ミックスビーンズ(水煮)…70g
パプリカ(赤)…40g(1/4個)
長ねぎ…40g(1/2本)
エリンギ…40g(1本)

味噌…小さじ1
コチュジャン…小さじ1

A
- 鶏がらスープの素…小さじ1
- 酒…小さじ2
- 粉チーズ…大さじ2
- 赤唐辛子…1本(小口切りにする)
- おろしにんにく(チューブ)…小さじ1
- おろししょうが(チューブ)…小さじ1
- 豆乳…100mℓ
- 水…100mℓ

作り方

1 切る

パプリカ、長ねぎ、エリンギはそれぞれ3cm長さの細切りにする。

2 レンチン

耐熱ボウルにミックスビーンズ、**1**、**A**を入れて混ぜ合わせる。ふんわりとラップをかけ、**レンジ**(600W)**で4分加熱**する。

3 味噌を溶く

味噌とコチュジャンを溶き入れて混ぜ合わせる。

point

エリンギ

クセがなく食べやすい。豊富な食物繊維が腸内環境を整える。糖質の代謝を助け、疲労を回復させるビタミンB_1、カルシウムの吸収を助けるビタミンDも多い。

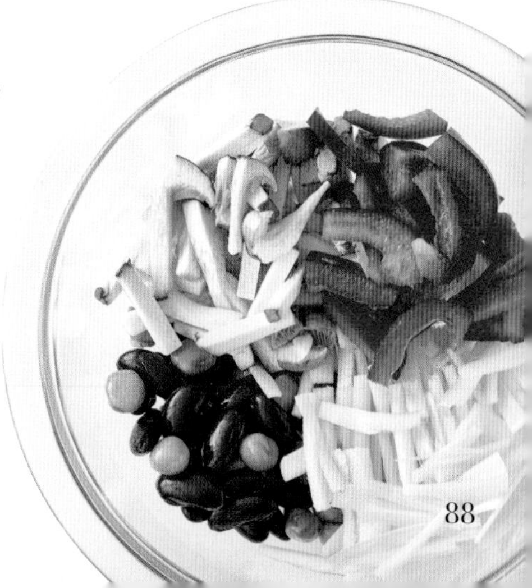

旨味いっぱいで食欲そそる!! エスニックMISOスープ

糖質
29.5g
たんぱく質
19.2g

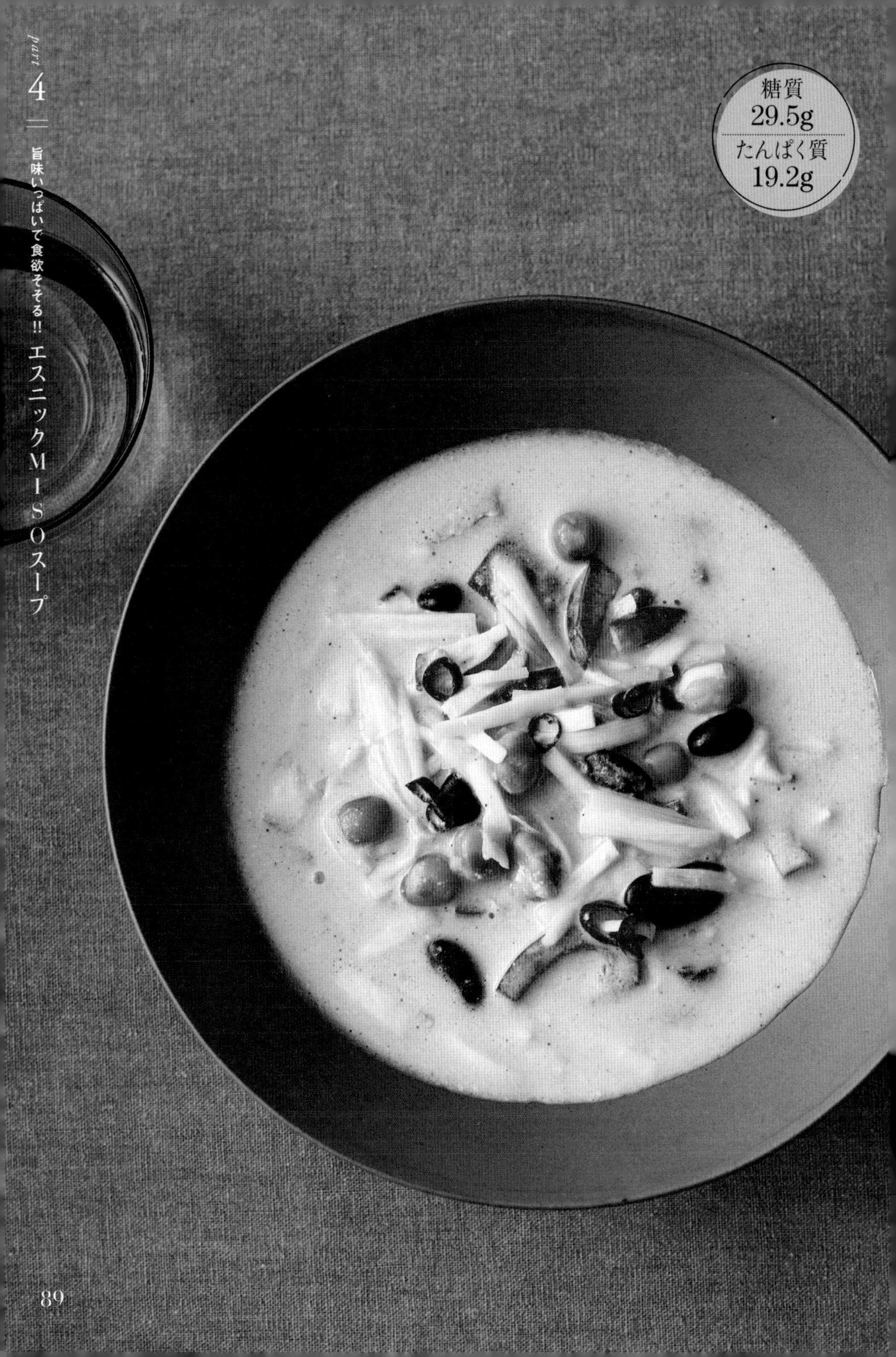

シーフードたっぷり チゲ風MISOスープ

ブロッコリーはレモン以上にビタミンCが多く、
疲労回復や風邪、老化予防に。レンチンしている間に、
魚介としいたけの旨味がしみわたります。

材料（1人分）

ミックスシーフード（冷凍）…100g
ブロッコリー…40g（3～4房）
玉ねぎ…40g（小¼個）
しいたけ…40g（2～3個）
桜えび…大さじ2

A
鶏がらスープの素…小さじ1½
酒…小さじ2
酢…大さじ1
すりごま（白）…大さじ1
赤唐辛子…1本（小口切りにする）
おろしにんにく（チューブ）…小さじ1
おろししょうが（チューブ）…小さじ1
水…200mℓ

味噌…小さじ1
コチュジャン…小さじ1
赤唐辛子（小口切りにする）…好みで

作り方

1 切る

ミックスシーフードは解凍する。ブロッコリーは食べやすい大きさに切る。玉ねぎは粗みじんに切る。しいたけは薄切りにする。

2 レンチン

耐熱ボウルに**1**、桜えび、**A**を入れて混ぜ合わせる。ふんわりとラップをかけ、**レンジ（600W）で4分加熱**する。

3 味噌を溶く

味噌とコチュジャンを溶き入れて混ぜ合わせる。器に注ぎ、好みで赤唐辛子を散らす。

point

玉ねぎ

硫化アリルの働きで血液をサラサラにし、動脈硬化を予防。新陳代謝を促して疲労回復に。また、胃の働きを高めるので、消化促進や胃もたれの改善にも。

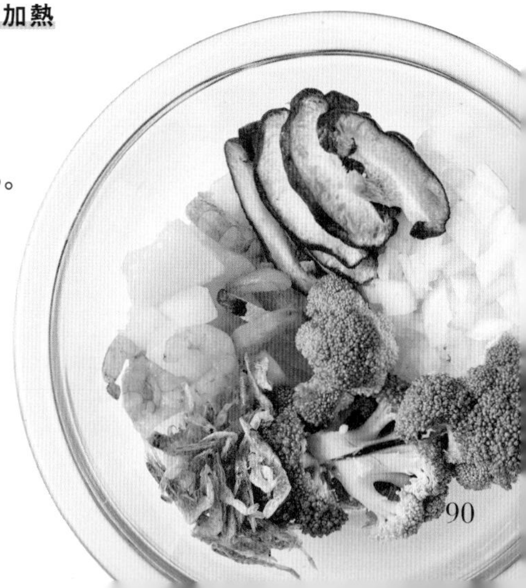

旨味いっぱいで食欲そそる!! エスニックMISOスープ

糖質
14.8g
たんぱく質
25.5g

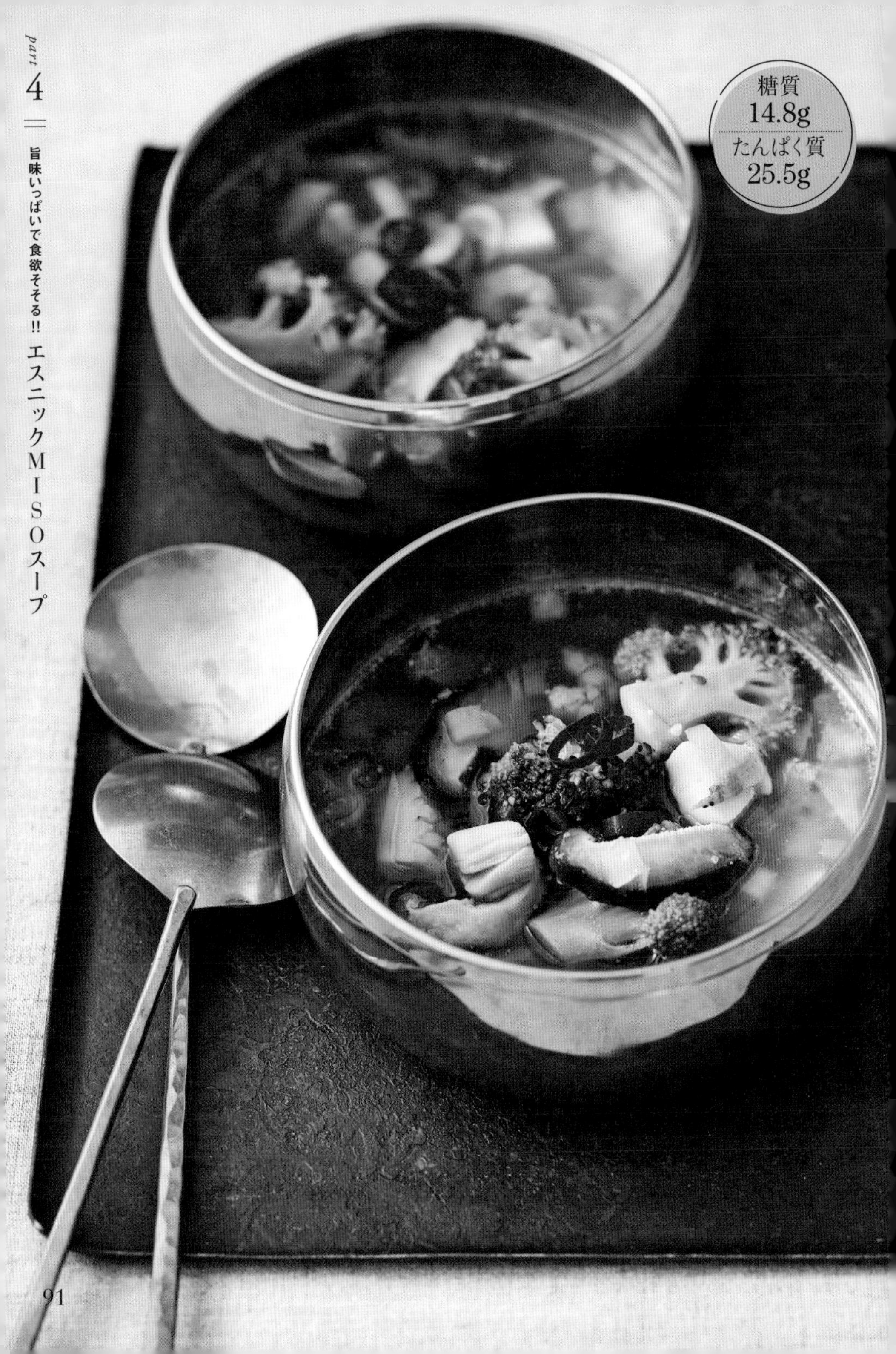

焼き鮭の黒ごま香る辛MISO豆乳スープ

アスタキサンチンが豊富でエイジングケアに欠かせない焼き鮭。その塩けとごまの香り、コチュジャンで、コク深い味わい。

材料(1人分)

焼き鮭…70g
ズッキーニ…40g(⅕本)
長ねぎ…40g(½本)
まいたけ…40g

A
鶏がらスープの素…小さじ1½
酒…小さじ2
すりごま(黒)…大さじ1
おろしにんにく(チューブ)…小さじ1
おろししょうが(チューブ)…小さじ1
豆乳…100mℓ
水…100mℓ

コチュジャン…小さじ2

作り方

1 切る

焼き鮭は大きめにほぐす。ズッキーニは3cm長さの細切りにする。長ねぎは斜め薄切りにする。まいたけはさく。

2 レンチン

耐熱ボウルに**1**、**A**を入れて混ぜ合わせる。ふんわりとラップをかけ、**レンジ(600W)で4分加熱**する。

3 コチュジャンを溶く

コチュジャンを溶き入れて混ぜ合わせる。

point

ズッキーニ

カリウムが豊富で、気になるむくみもスッキリ。抗酸化作用のあるβ-カロテンやビタミンC、疲労回復や代謝促進に欠かせないビタミンB群もバランスよく含む。

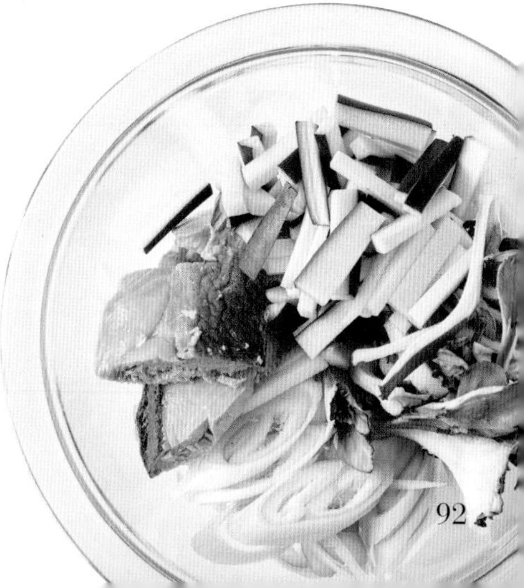

旨味いっぱいで食欲そそる!! エスニックMISOスープ

糖質
17.9g
たんぱく質
24.2g

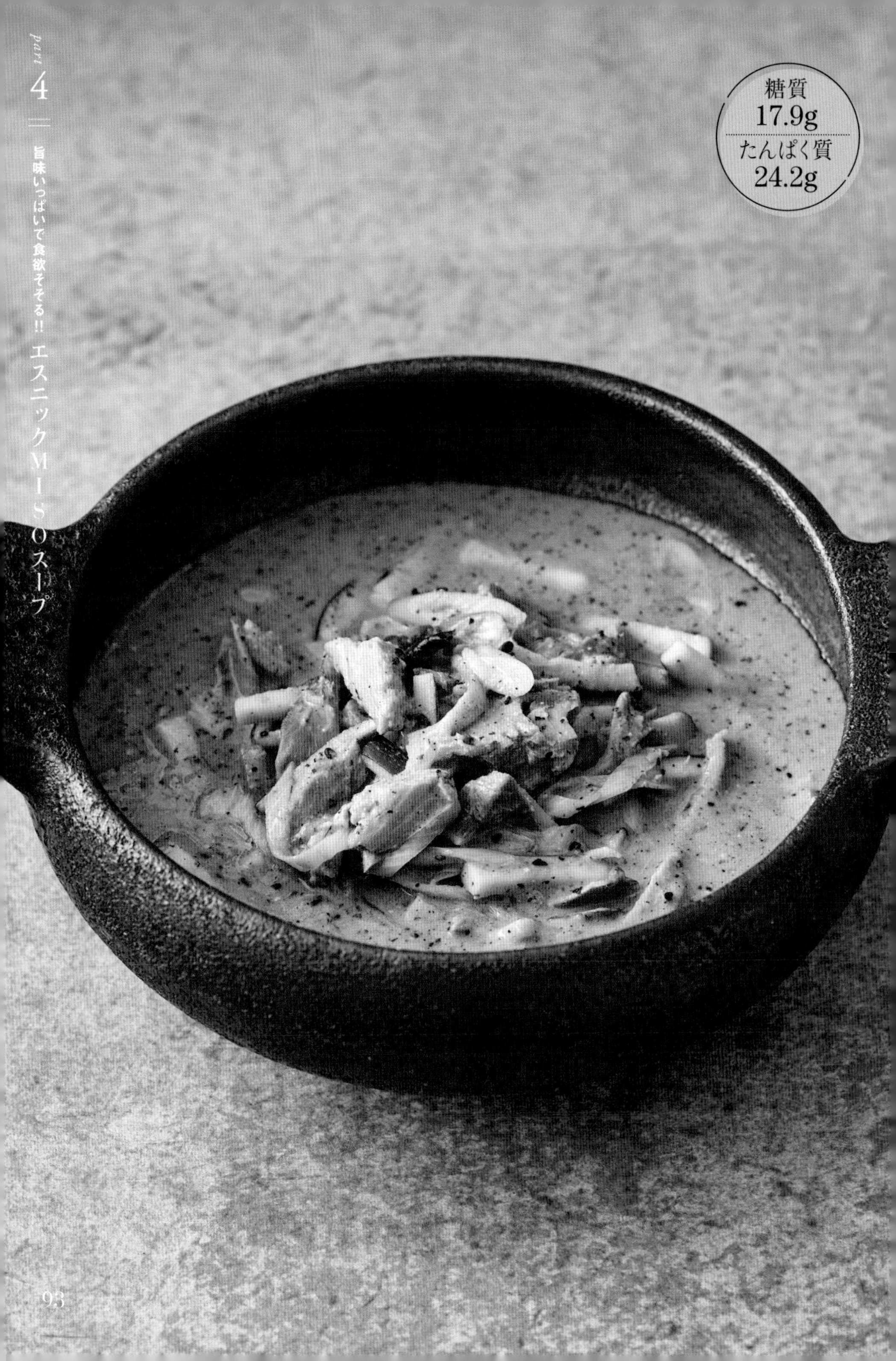

ほうれん草とたけのこの ピリ辛酒粕MISOスープ

ほうれん草は総合栄養野菜といわれるほど
栄養価の高い野菜。かみごたえのある豆とたけのこで
満足感も大。豆乳ベースなので辛すぎず、食べやすい。

材料（1人分）

ミックスビーンズ（水煮）…80g
ほうれん草…30g（⅙束）
たけのこ（水煮）…40g
マッシュルーム（ブラウン）…40g（4個）

味噌…小さじ1
酒粕…小さじ1

A
鶏がらスープの素…小さじ1½
豆板醤…小さじ1
酒…小さじ2
すりごま（白）…大さじ2
赤唐辛子…1本（小口切りにする）
おろしにんにく（チューブ）…小さじ1
おろししょうが（チューブ）…小さじ1
豆乳…100㎖
水…100㎖

作り方

1 切る

ほうれん草は1cm幅に切る。たけのこは1cm角に切る。マッシュルームは縦に4等分に切る。

2 レンチン

耐熱ボウルにミックスビーンズ、**1**、**A**を入れて混ぜ合わせる。**レンジ（600W）で4分加熱**する。

3 味噌を溶く

味噌、酒粕を溶き入れて混ぜ合わせる。

point

たけのこ

食物繊維の塊で、アミノ酸のアスパラギン酸、むくみを解消するカリウムも多い。ゆでたけのこにつく白い塊はチロシンで、代謝を促すホルモンを作る。

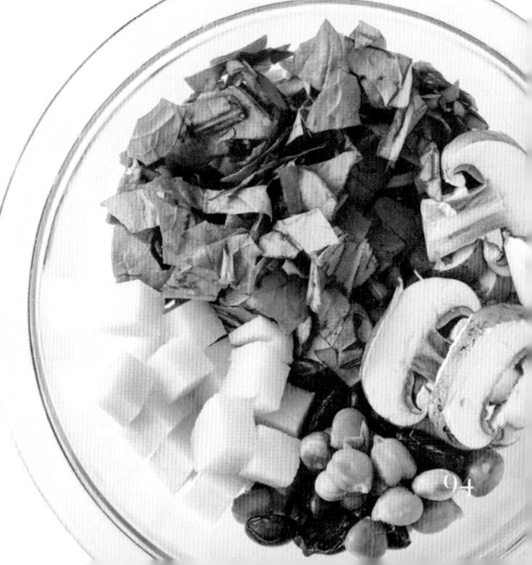

旨味いっぱいで食欲そそる!! エスニックMISOスープ

糖質	たんぱく質
26.2g	20.6g

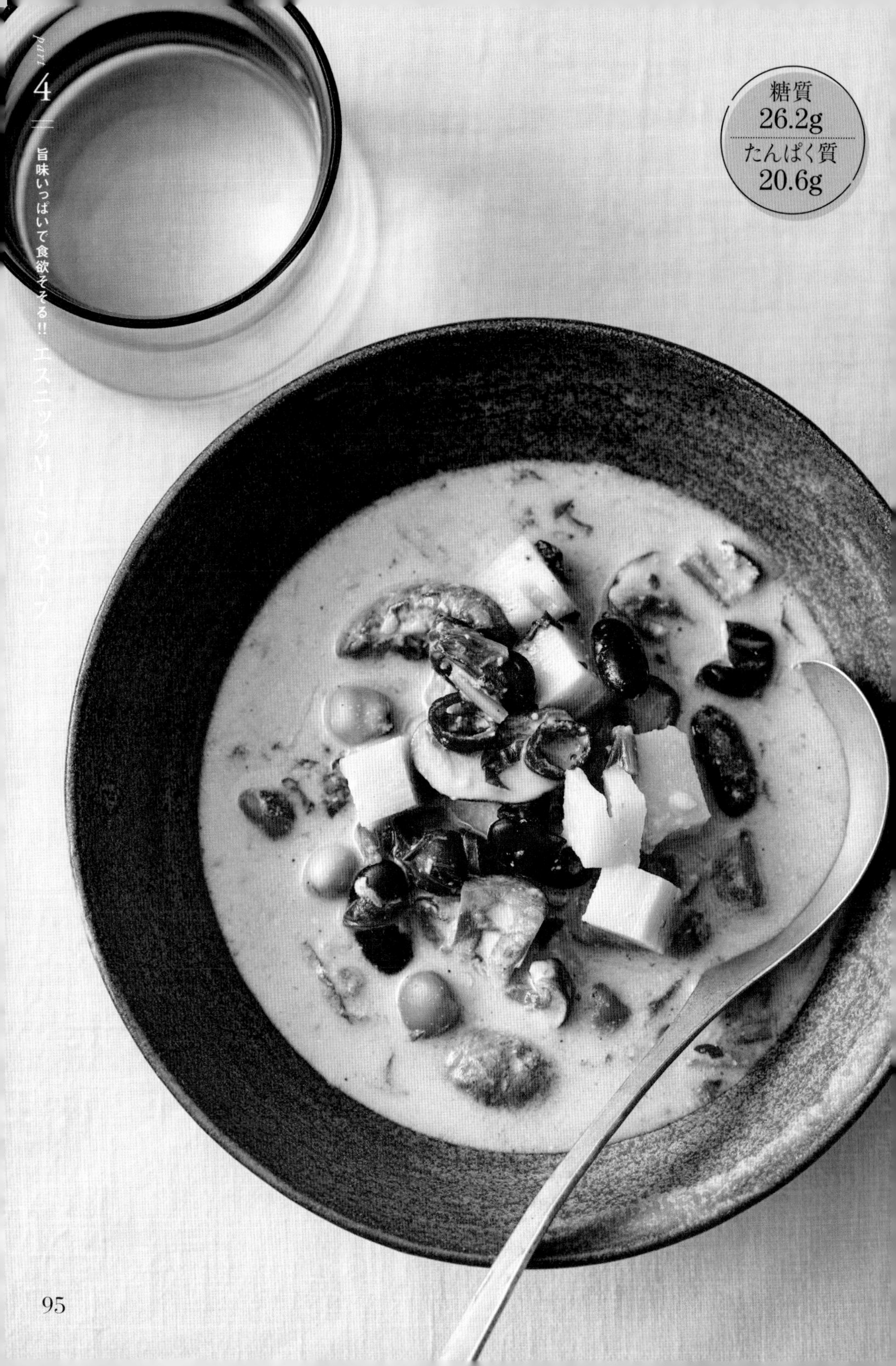

part

5

まろやかに体をいたわる

MISO ポタージュ

食材の優しく濃厚な香り、なめらかで極上の舌ざわり。
具だくさんで作るMISOポタージュは、食材をレンチンした後、
ミキサーにかけるだけ(耐熱性かよく確認すること・P14)。
栄養も旨味もまるごといただけます。
食材は2色程度でまとめると、できあがりの色もより鮮やかに。
温かくても、冷やしてもおいしい。飲むというより、食べるポタージュ。
疲れた体に、ほっとしみわたるおいしさです。

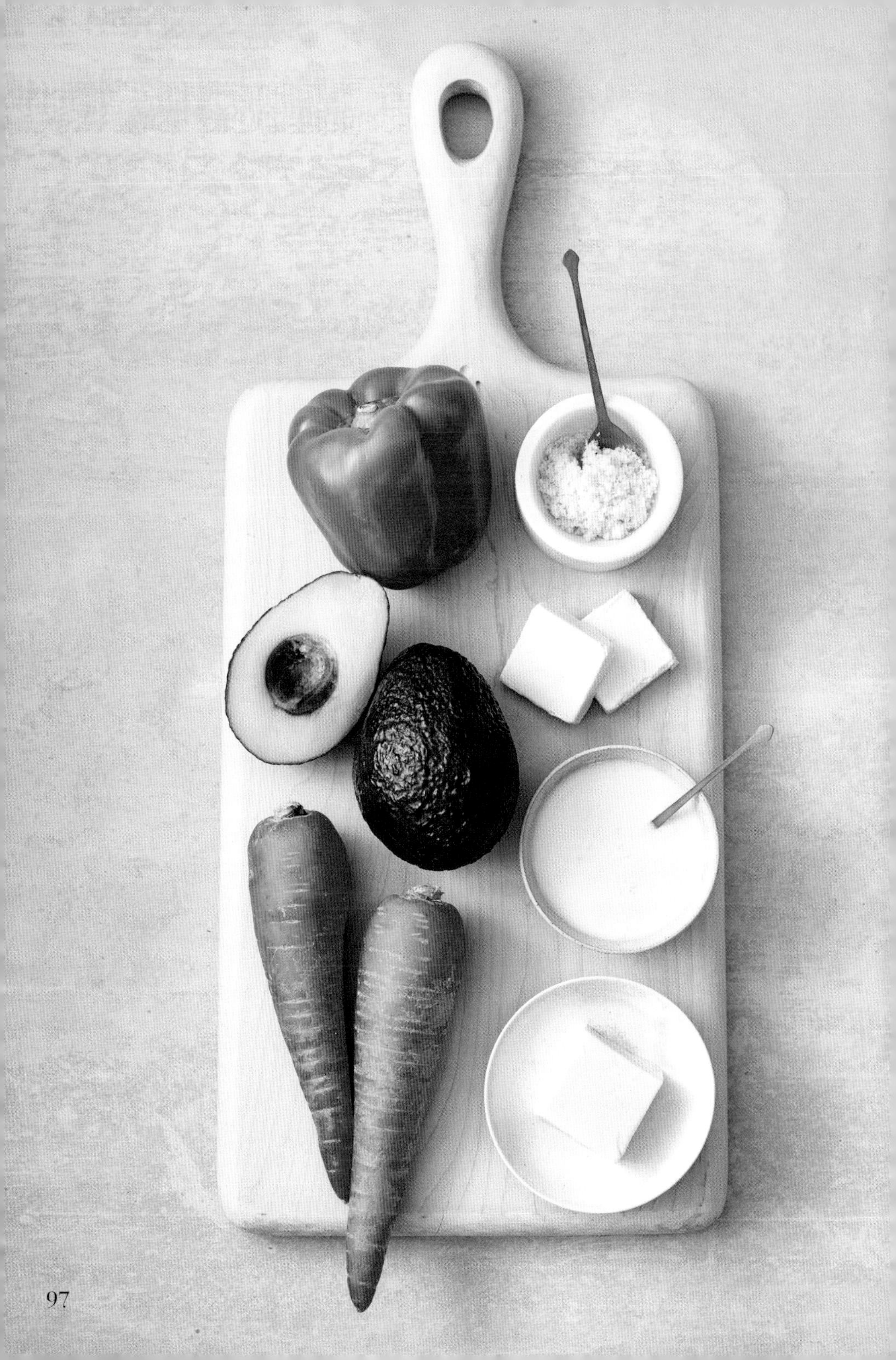

はんぺんとパプリカの甘酒MISOポタージュ

はんぺんを使っているので、
ふわふわとふくよかな味。パプリカの赤も鮮やか。
風邪予防に効果のある長ねぎもたっぷり。

材料（1人分）

はんぺん…100g
パプリカ（赤）…40g（1/4個）
長ねぎ…40g（1/2本）
しめじ…40g

A
鶏がらスープの素…小さじ1
酒…小さじ2
おろしにんにく（チューブ）…小さじ1
おろししょうが（チューブ）…小さじ1
甘酒…50mℓ
水…150mℓ

味噌…小さじ2
クコの実…好みで

作り方

1 切る

はんぺん、パプリカ、長ねぎ、石づきを取ったしめじは適当な大きさに切る。

2 レンチン

耐熱ボウルに**1**、**A**を入れて混ぜ合わせる。ふんわりとラップをかけ、**レンジ（600W）で4分加熱**する。

3 味噌を溶く

2をミキサーに移し、味噌を加え、なめらかになるまで撹拌する。器に注ぎ、好みでクコの実をのせる。

point

しめじ（ぶなしめじ）

ビタミンB_1・B_2・D、ナイアシン、カリウム、鉄など不足しがちな栄養素が多い。豊富なオルニチンは脂肪を燃焼させる働きがあり、新陳代謝を促して美肌を導く。

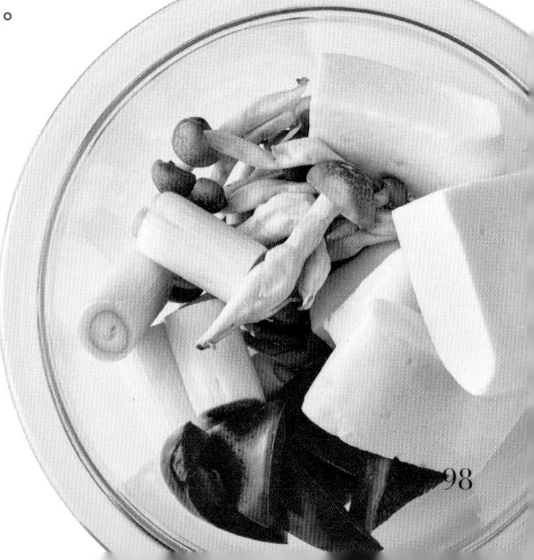

糖質
32.2g
たんぱく質
15.1g

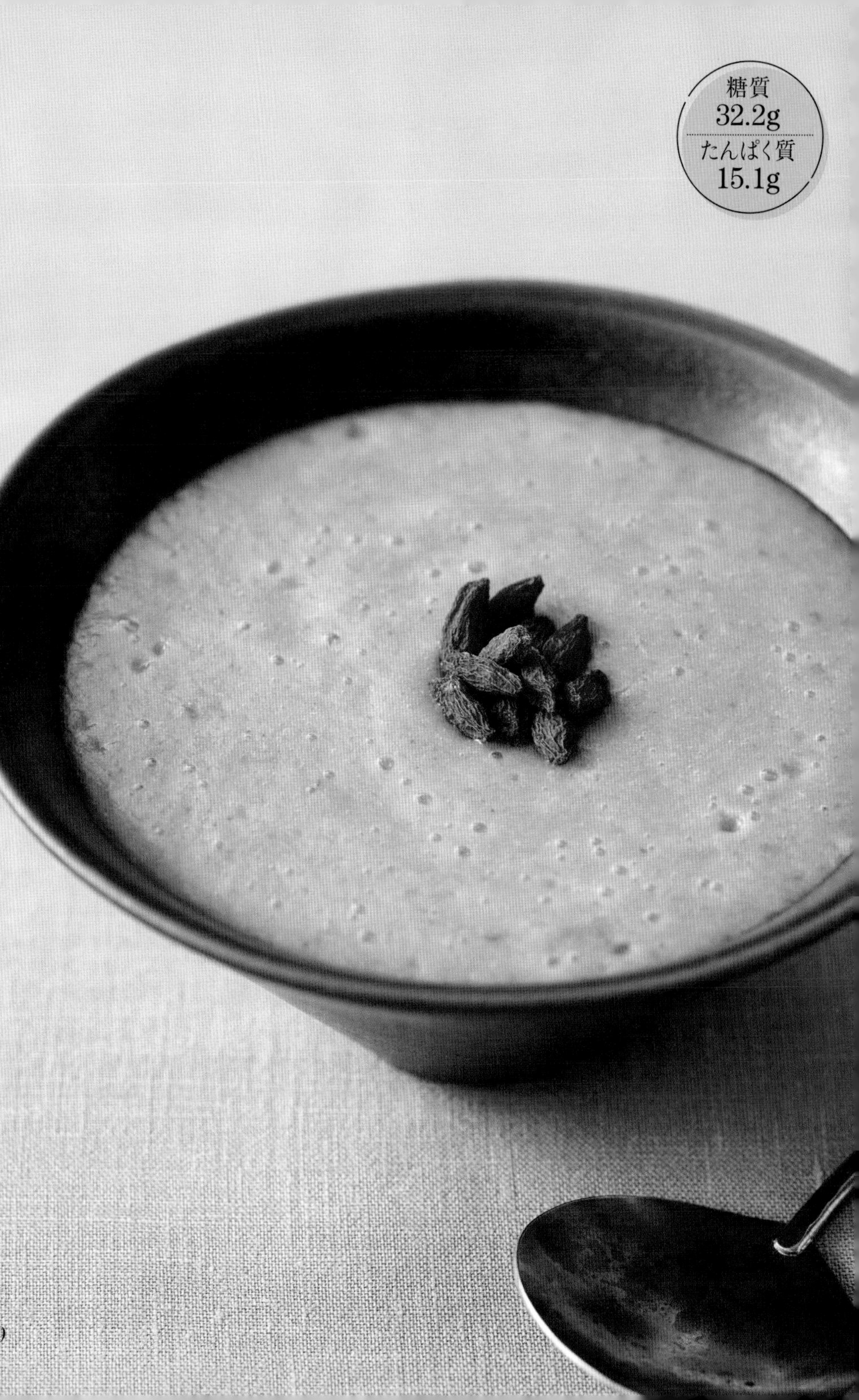

ほたてとほうれん草の甘酒MISOポタージュ

のどを通り過ぎるときに広がる、ほうれん草の
ほのかな苦味と、甘酒の優しい甘さ。
仕上げのスパイシーな黒こしょうで、洗練された味わい。

材料(1人分)

ほたて(ボイル)…100g
ほうれん草…40g(1/5束)
玉ねぎ…40g(小1/4個)
長ねぎ…30g(1/3本)
エリンギ…40g(1本)

味噌…小さじ2
EXVオリーブオイル、黒こしょう
…各適量

A
コンソメ(顆粒)…小さじ1
酒…小さじ2
粉チーズ…大さじ1
おろしにんにく(チューブ)
…小さじ1
甘酒…50mℓ
水…150mℓ

作り方

1 切る

ほたて、ほうれん草、玉ねぎ、エリンギは適当な大きさに切る。

2 レンチン

耐熱ボウルに**1**、**A**を入れて混ぜ合わせる。ふんわりとラップをかけ、**レンジ**(600W)**で4分加熱**する。

3 味噌を溶く

2をミキサーに移し、味噌を加え、なめらかになるまで撹拌する。器に注ぎ、オリーブオイルをたらし、黒こしょうをふる。

point

ほうれん草

風邪予防や美肌を導くβ-カロテンやビタミンC、貧血を予防する鉄、イライラを解消するカルシウムなど、栄養価が高い。ビタミンCは鉄の吸収を助ける。

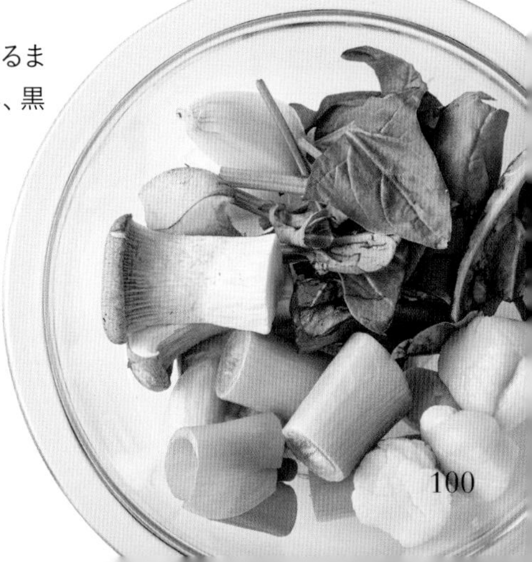

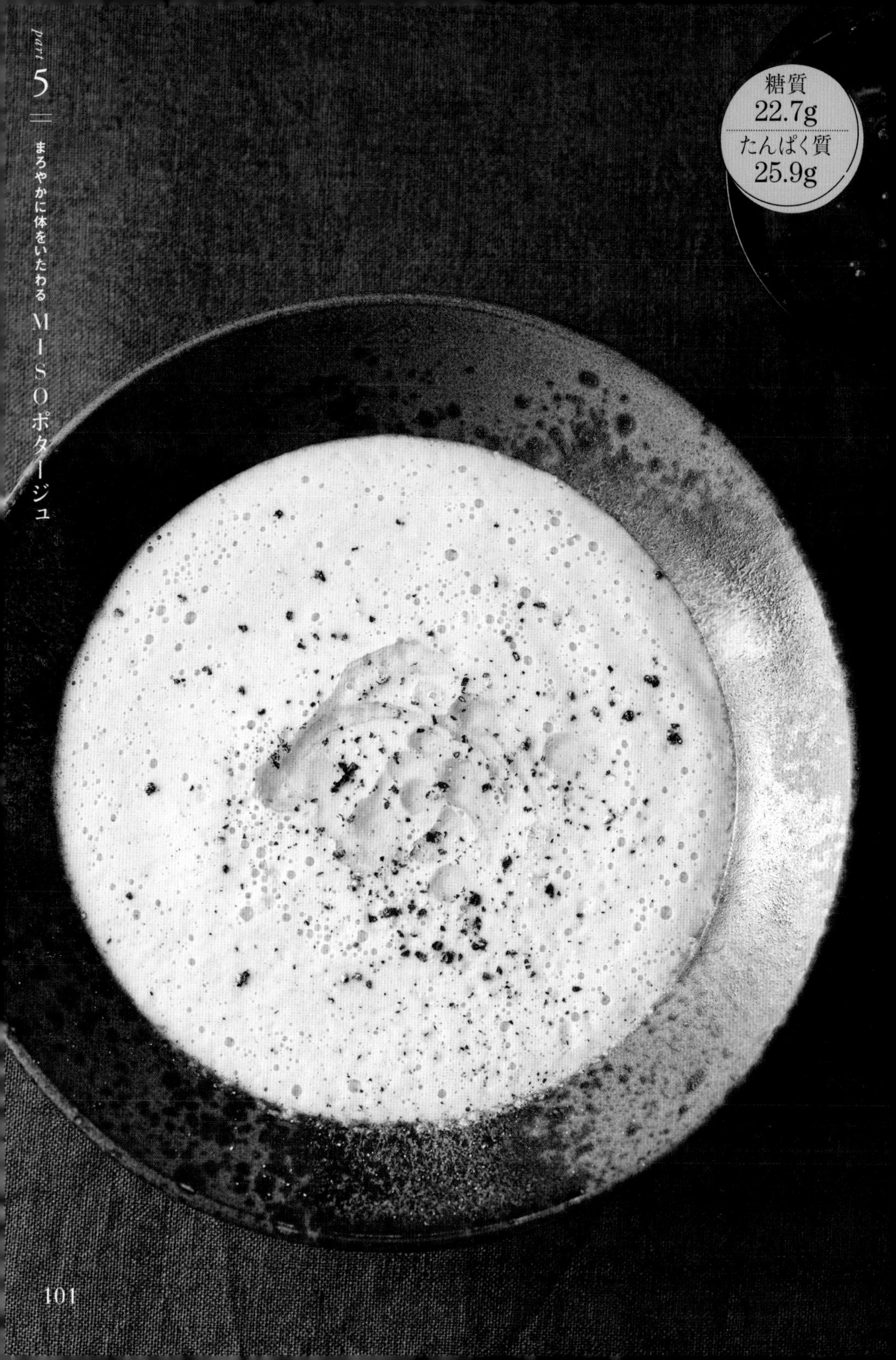

糖質
22.7g
たんぱく質
25.9g

えびとオレンジ野菜の豆乳MISOポタージュ

オレンジ色の食材でまとめたポタージュ。
カッテージチーズは高たんぱく&低脂肪で、
ポタージュをよりまろやかにしてくれます。

材料（1人分）

むきえび（ボイル）…100g
にんじん…40g（¼本）
パプリカ（オレンジ）…40g（¼個）
マッシュルーム（ホワイト）…40g（4個）
カッテージチーズ…30g

A
鶏がらスープの素…小さじ1
酒…小さじ2
おろしにんにく（チューブ）…小さじ1
チリパウダー…小さじ½
豆乳…100mℓ
水…100mℓ

味噌…小さじ2
アーモンド、
EXVオリーブオイル…各適量

作り方

1 切る

にんじん、パプリカは適当な大きさに切る。

2 レンチン

耐熱ボウルにむきえび、**1**、マッシュルーム、アーモンド（一部飾りにとっておく）、カッテージチーズ、**A**を入れて混ぜ合わせる。ふんわりとラップをかけ、**レンジ（600W）で4分加熱**する。

3 味噌を溶く

2をミキサーに移し、味噌を加え、なめらかになるまで撹拌する。器に注ぎ、刻んだアーモンドをのせ、オリーブオイルをたらす。

point

豆乳
女性ホルモンに似た働きをし、美肌を導く大豆イソフラボン、コレステロール値を下げて血流を改善するサポニン、脂肪代謝を促進するレシチンが豊富。

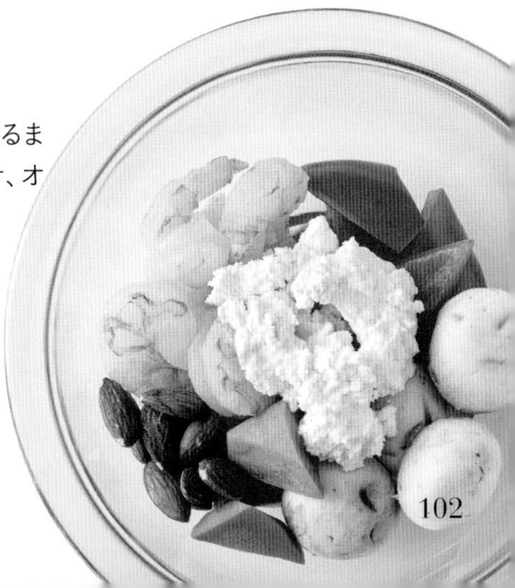

まろやかに体をいたわる MISOポタージュ

糖質
13.9g
たんぱく質
30.6g

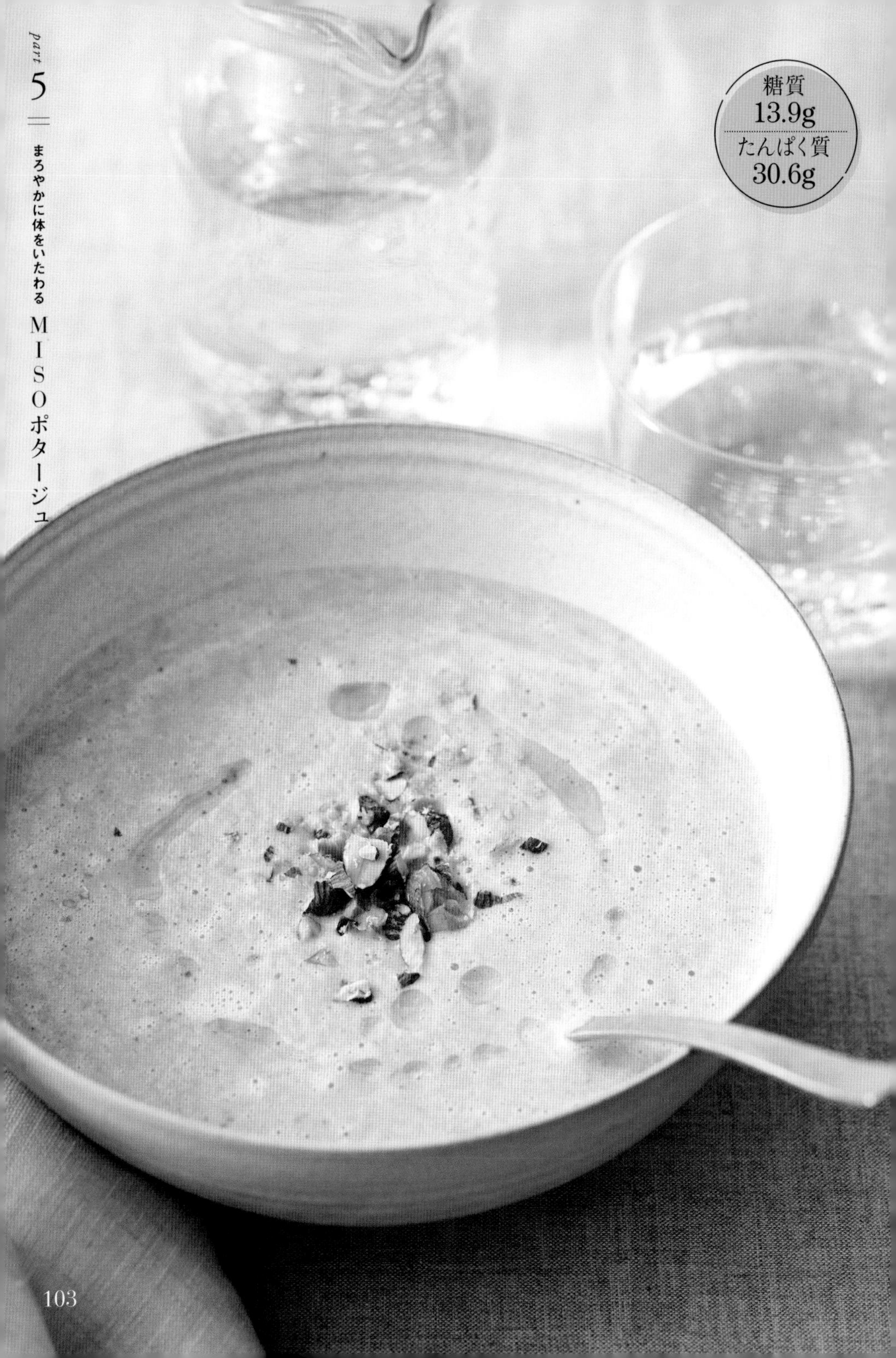

豆とズッキーニの豆乳カレーMISOポタージュ

夏野菜と豆のカレーをポタージュにしたような一皿。
ズッキーニは体を冷やす効果があるので、
夏の暑い日には、冷たくして食べてもおいしい。

材料(1人分)

ミックスビーンズ(水煮)…70g
ズッキーニ…40g(1/5本)
玉ねぎ…40g(小1/4個)
マッシュルーム(ブラウン)
…40g(4個)

A
- コンソメ(顆粒)…小さじ1
- カレー粉…小さじ2
- 粉チーズ…大さじ1
- 酒…小さじ2
- 白すりごま…大さじ1
- おろしにんにく(チューブ)…小さじ1
- おろししょうが(チューブ)…小さじ1
- 豆乳…100mℓ
- 水…100mℓ

味噌…小さじ2
パセリ…適量

作り方

1 切る

ズッキーニ、玉ねぎは適当な大きさに切る。

2 レンチン

耐熱ボウルにミックスビーンズ、**1**、マッシュルーム、**A**を入れて混ぜ合わせる。ふんわりとラップをかけ、**レンジ(600W)で4分加熱**する

3 味噌を溶く

2をミキサーに移し、味噌を加え、なめらかになるまで撹拌する。器に注ぎ、みじん切りにしたパセリをのせる。

point

粉チーズ(パルメザンチーズ)
旨味成分のグルタミン酸の含有量が全食材の中で、たんぱく質の含有量はチーズの中でダントツ。牛乳の10倍以上含まれるカルシウムも手軽に補給できる。

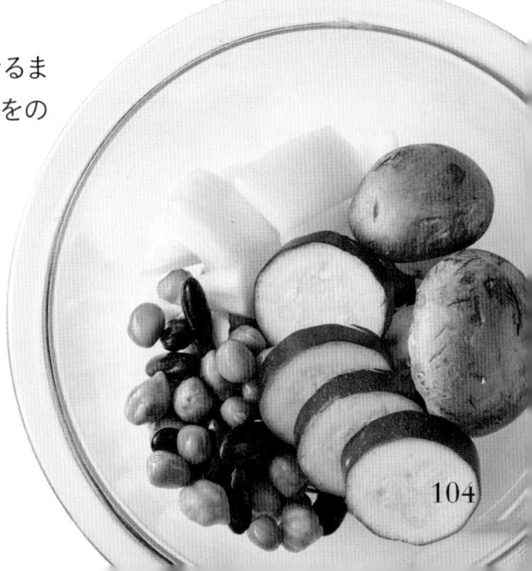

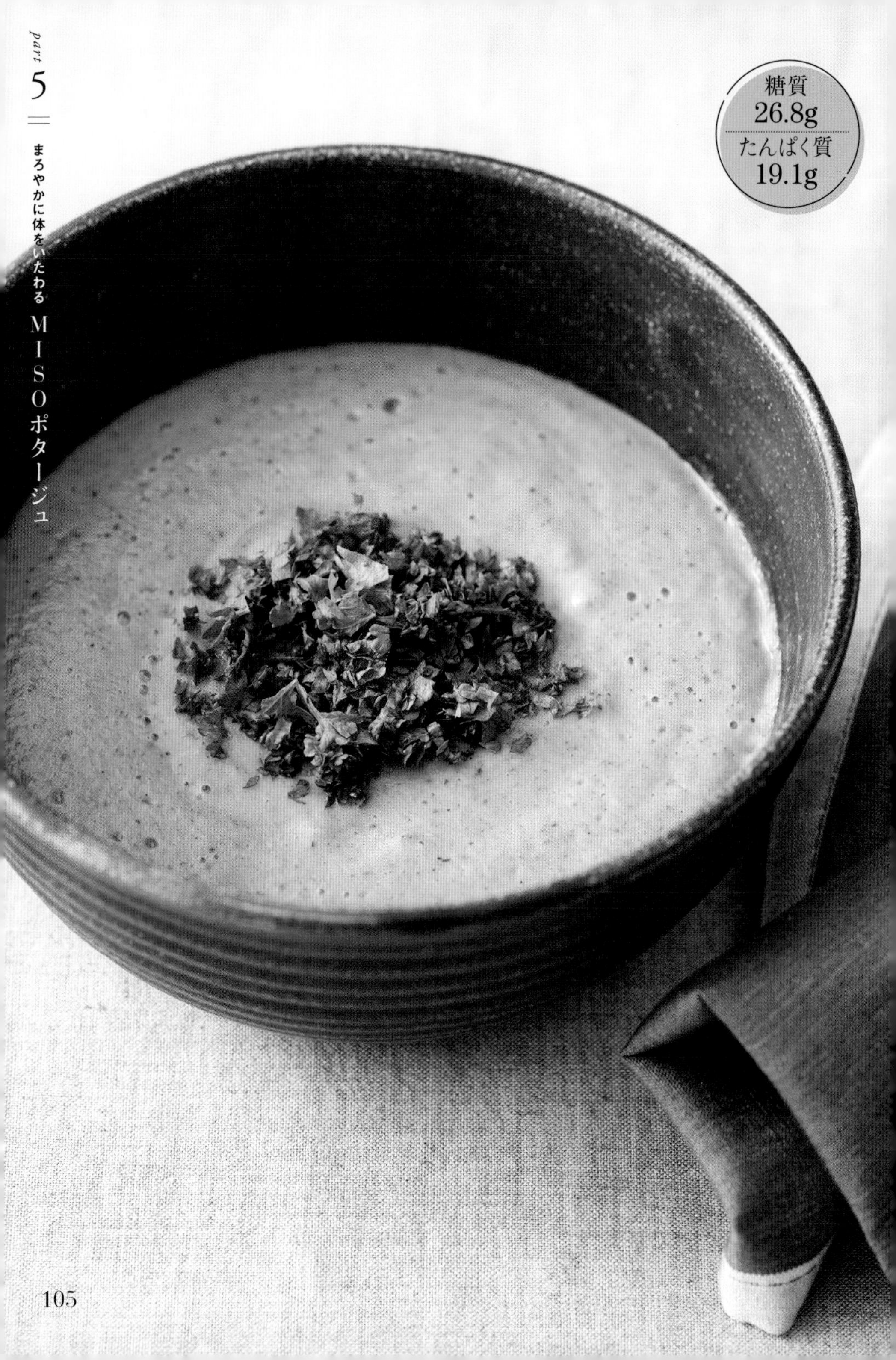

糖質
26.8g
たんぱく質
19.1g

にんじんとパプリカのMISOチリポタージュ

なんとなく飽きがきがちな大豆も、ポタージュにすればしっかり食べられます。
チリパウダーのピリッとした辛さに、スープが進みます。

材料(1人分)

大豆(水煮)…100g
にんじん…40g(¼本)
パプリカ(赤)…40g(¼個)
マッシュルーム(ホワイト)…40g(4個)

A
コンソメ(顆粒)…小さじ1
酒…小さじ2
おろしにんにく(チューブ)…小さじ1
チリパウダー…小さじ½
甘酒…50mℓ
水…150mℓ

味噌…小さじ2
チリパウダー…好みで

作り方

1 切る

にんじん、パプリカは適当な大きさに切る。

2 レンチン

耐熱ボウルに大豆、**1**、マッシュルーム、**A**を入れて混ぜ合わせる。ふんわりとラップをかけ、**レンジ(600W)で4分加熱**する。

3 味噌を溶く

2をミキサーに移し、味噌を加え、なめらかになるまで撹拌する。器に注ぎ、好みでチリパウダーをふる。

point

マッシュルーム
食物繊維が豊富で便秘を予防。カリウムがむくみを解消。旨味が多く、だしも出る。水洗いすると味や風味が抜け、水っぽくなるので、軽くふく程度で。

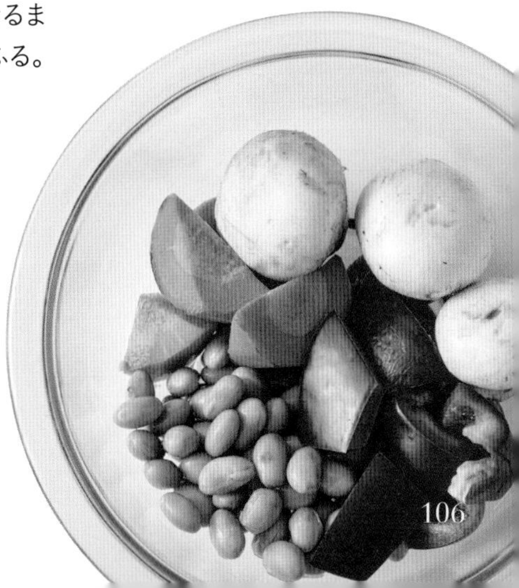

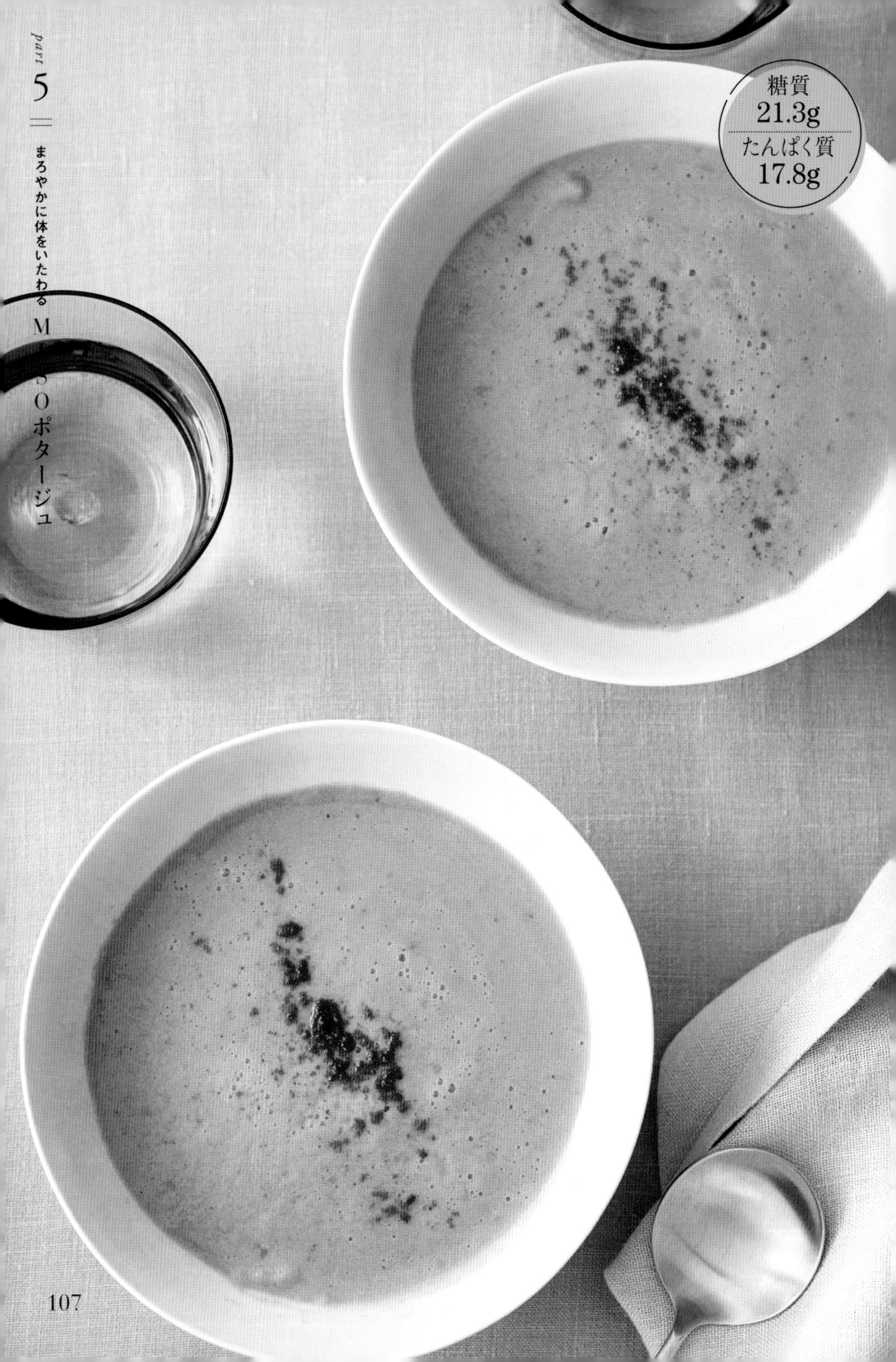

糖質
21.3g
たんぱく質
17.8g

食材別インデックス

野菜

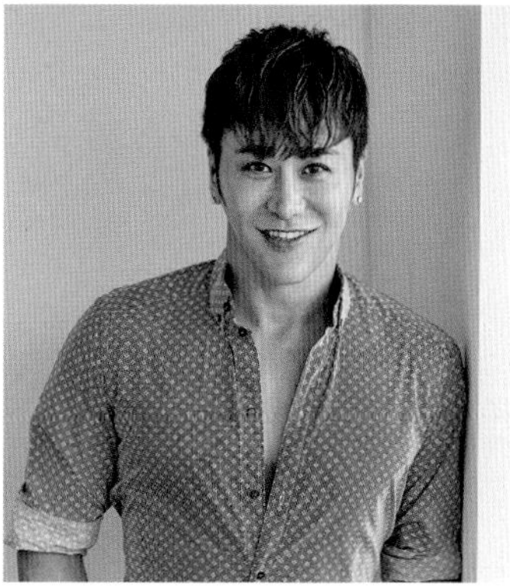

Atsushi

ライフスタイルプロデューサー・
野菜ソムリエプロ

ディーゼル、D&G、ヴェルサーチのPRを経てフリーランスとして独立。オーストラリア留学や前職での豊かな海外経験を生かし、ライフスタイルプロデューサーとして、ファッション、美容、食などの分野で幅広く活躍中。野菜ソムリエプロ、漢方養生指導士初級取得。ヘルシーで体の中からキレイになれるスープレシピが注目される。ナチュラルスキンケアブランド「abotanical」のプロデュースも手がける。『#モデルがこっそり作っている魔法の楽やせレンチンスープ』（宝島社）、『もっとやせる！ キレイになる！ ベジたんサラダ50』（小学館）など著書多数。

Instagram @atsushi_416

STAFF

撮影	神林環
スタイリスト	洲脇佑美
ヘアメイク	今関梨華（Linx）
取材・文	松田亜子
調理アシスタント	高橋ゆい
栄養計算	新谷友里江
デザイン	野澤享子（パーマネント・イエロー・オレンジ）
制作協力	吉澤秀（IDEA）

"味噌"できれいにヤセる
Atsushi式
レンチン！MISOスープ

2021年11月19日　第1刷発行

著　者　Atsushi
発行者　鉄尾周一
発行所　株式会社マガジンハウス
〒104-8003
東京都中央区銀座3-13-10
書籍編集部　☎03-3545-7030
受注センター　☎049-275-1811

印刷・製本 株式会社光邦

ISBN978-4-8387-3188-6 C0077

マガジンハウスのホームページ
https://magazineworld.jp/